小林弘幸の
眺めるだけで
自律神経が整う
素敵な本

順天堂大学医学部教授
小林弘幸

宝島社

はじめに

最近、吐き気がするほど頭痛や肩こりがひどい。

しっかり睡眠をとっているはずなのに、体の疲れがとれないなぁ。

不安な気持ちに襲われ、動悸が激しくなって息苦しい……。


本書を手にとったあなたは、そんな悩みを抱えていませんか？

病院に行くほど不調が深刻でない場合、「ちょっと疲れているのかな」「年をとって体力が落ちたな」と考えてしまう人が少なくありません。

休息をとることで不調が解消されるのなら心配ないのですが、休息をとっても不調が一向に改善しないようなら……あなたの自律神経の働きがおかしくなっている可能性があります。

はじめに

自律神経とは脳の命令を体に伝える神経のことです。たとえば、暑いときに体に汗をかかせて体温を下げたり、食べたものが内臓で消化・吸収されるように促したり、体の機能を24時間コントロールしてくれています。自律神経は心と体を活発な状態にする「**交感神経**」と、心と体の休息を促す「**副交感神経**」の2種類に分かれており、起きているときは交感神経が優位になり、眠っているときは副交感神経が優位になるのです。つまり、交感神経と副交感神経はシーソーのような関係といえます。

人間の体は交感神経と副交感神経がバランスよく働くことで、心身の健康が保たれるようにできています。ところが、そのバランスは些細なことで乱れてしまうのです。

これまで、「自律神経失調症」という言葉を聞いたことはありませんか？実はこれ、正式な病名ではなく、自律神経のバランスが乱れたことで引き起こされる心身の不調を総称する言葉なのです。

自律神経の働き

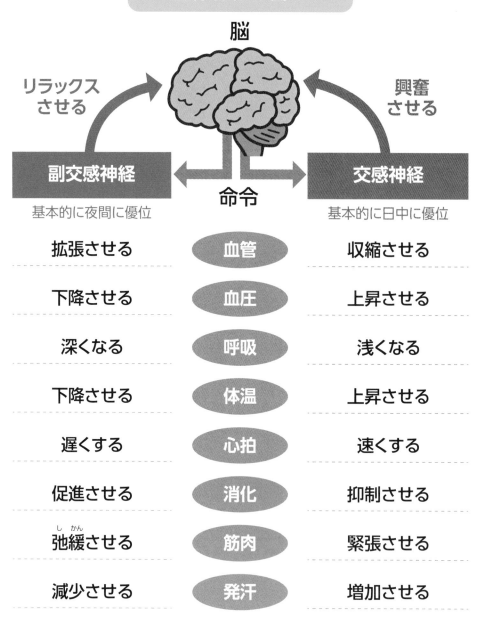

脳

リラックスさせる

興奮させる

命令

副交感神経		交感神経
基本的に夜間に優位		基本的に日中に優位
拡張させる	血管	収縮させる
下降させる	血圧	上昇させる
深くなる	呼吸	浅くなる
下降させる	体温	上昇させる
遅くする	心拍	速くする
促進させる	消化	抑制させる
弛《し》緩《かん》させる	筋肉	緊張させる
減少させる	発汗	増加させる

はじめに

心身の不調は「自律神経の乱れを整えよう！」という体からのシグナルにあたります。具体的には、疲労感や倦怠感、肩こりや頭痛、めまいや耳鳴り、便秘や下痢、不眠やうつ状態など。さらに、肌が荒れる、ちょっとしたケガや風邪などの軽い病気が治りにくい、口内炎ができやすいといった症状が表れる「免疫力の低下」も、自律神経の乱れが引き起こす不調にあたります。

これを無視し続けてしまうと、自律神経はさらに乱れ、心身の不調も悪化の一途をたどります。たとえば、交感神経は心と体を活発な状態にしてくれますが、同時に、血管を収縮させる働きも担っています。そのため、交感神経の優位がずっと続くと血管が硬くなってしまい、高血圧や不整脈の症状が表れることも。その結果、認知症のリスクも高くなります。つまり、自律神経の乱れを放置することは、将来の健康寿命にも関わるのです。

また、２０１９年に岡山大学をはじめとする研究グループが、自律神経の乱れががんの発症に関係する事実を突き止めました。

わたしたちの体内では、毎日何千個ものがん細胞が生まれています。それを退治してくれるのが、血液に含まれている免疫細胞「**白血球**」。がん細胞の増殖や転移が防がれているのは白血球のおかげなのです。ところが、自律神経のバランスが乱れると、白血球は本来の働きができなくなります。白血球はいろんな免疫細胞の総称で、交感神経が優位になると増えるものと、副交感神経が優位になると増えるものがあるからです。

具体的には、ウイルスのような小さい異物やがん細胞を攻撃する白血球の一種「**リンパ球**」は、交感神経が優位すぎると減ってしまいます。だからといって副交感神経が優位すぎると、今度は細菌のような大きな異物を退治してくれる白血球の一種「**顆《か》粒《りゅう》球**」の数が減少。つまり、**自律神経の乱れを予防することは、がんの発症予防だけでなく免疫力の強化にもつながる**のです。

だからこそ、わたしたちは自律神経のバランスが崩れる原因を知り、整えるための方法を知る必要があります。

そもそも、なぜ自律神経は乱れるのか。さまざまな原因がありますが、自律神経は「変化」が苦手なため、**ストレス**、**不規則な生活**、**加齢**の３つが主にあげられます。

たとえば、ゴールデンウィーク明けに心身の不調、いわゆる「五月病」の症状を訴える人が増えるのは、４月（新年度）からの環境の変化に対応できずストレスを溜めたり、新しい環境に慣れるために睡眠や食事の時間を削るような無理をしたりする人が多いからです。また、自律神経が未発達の子どもの場合でも、朝なかなか起きられない、頭痛、腹痛、めまいなどがひどくて登校できないなどの症状が表れる「**起立性調節障害（ＯＤ）**」に悩まされることがあります。これらの症状は、進学、転校、クラス替えなどの「変化」にストレスを感じることが要因のひとつであることがわかってきました。

また、意外に思える加齢という原因ですが、体の機能が衰えると考えれば、その一部である自律神経が乱れるのも納得できるのではないでしょうか。

実際、**男性は30代、女性は40代から副交感神経の働きが急低下する時期がある**ことがわかっています。そもそも現代人は日常的にストレスを抱え、パソコンやスマートフォンの画面から発せられるブルーライトを長時間見ているため脳が休まらず、若い頃から交感神経が強く働きがちです。つまり、健康のためには副交感神経の働きを高める必要があります。

特に女性は、40代半ばから女性ホルモン「エストロゲン」の分泌量が急激に減少し、更年期障害が始まる人が大半です。個人差はありますが、イライラしたり疲れやすくなったり、突然体がほてり大量の汗をかいてしまう「ホットフラッシュ」や不眠などの症状は、自律神経が乱れたときとほぼ同じ。どちらも副交感神経の働きの低下が原因なので、無理もありません。

そのため、**自律神経が乱れていると更年期障害がより重くなる**ことがわかっています。ということは、低下した副交感神経の働きを交感神経の働きに近づければ、更年期障害も軽くなるということです。

人間の五感による情報収集の割合※

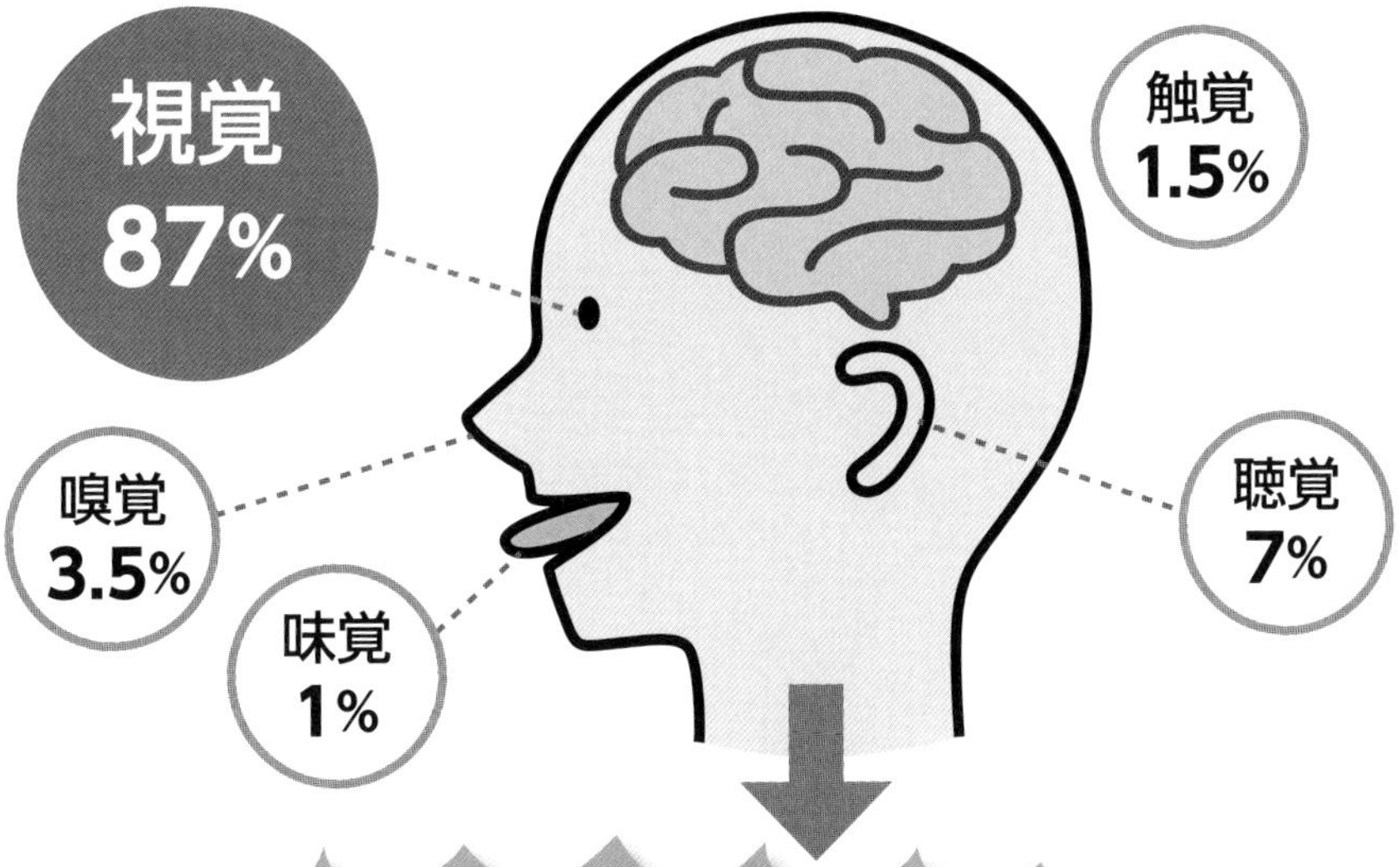

人間は情報収集に主に視覚を活用しているため、
加齢によってまぶたの皮膚がたるんで視界が悪くなったり、
まぶたの筋肉が衰えて目の開け閉めが不自由になると、
それがストレスとなり自律神経が乱れやすくなる。

自律神経の乱れを招く意外な原因

寒暖差

7度以上の寒暖差は自律神経が過剰に働き、いわゆる「寒暖差疲労」が起きやすくなる。

気圧の変化

低気圧になると副交感神経が優位になり、頭痛や気持ちが落ち込む「気象病」になりやすい。

※照明学会編『屋内照明のガイド』(電気書院)を参照

では、自律神経を整えるためにはどうすればよいのか。主な原因であるストレスの軽減、生活習慣の改善、そしてアンチエイジング（抗老化）を実行するのが確実です。しかし、スマートフォンに触っていないと不安になる「スマホ依存症」が増えている現代では、すべてこなすのはかなり困難でしょう。

もっと気軽に自律神経を整えられる方法はないか。そこで注目したのが**写真**です。

人間は視覚、聴覚、味覚、嗅覚、触覚の「五感」のうち、視覚が一番大量の情報を脳に伝えています。つまり、**「心地よい」と感じるものを見ることで、自律神経の命令を出す脳を癒やすことができる**のです。

また、写真を見ているといろいろな思いを巡らせることができます。たとえば、桜並木の写真を見て「わ～、きれい」「ここはどこかしら？」「故郷にも、同じような桜並木があったなぁ」など。写真を鑑賞している間だけでもストレスを忘れ、副交感神経の働きを高めることができるのです。

もちろん、いろんな写真を見ていると、悲しい気持ちになったり、つらい思い出がよみがえるような、ネガティブな反応が出てしまう写真に遭遇することもあるでしょう。でもそれは、**自分でも気づいていなかったストレスの原因を意識する手がかりになるかもしれません**ので、決して無駄ではありません。

本書は美しさや雄大さを感じる風景写真だけでなく、子ども時代を思い出すようなノスタルジーを感じられる写真も掲載しています。じっくりと眺めて、ぜひいろんな思いを巡らせてみてください。

また、**写真を眺めるだけでなく自分で撮影することも、自律神経を整えるためには有効**です。本書をたっぷり堪能したら、ぜひ次のステップの「撮影」に進んでみてください。

CONTENTS

はじめに …… 002

本書の使い方 …… 014

第1章 イライラするときに見たい写真 1～19 …… 017

なぞり書きに挑戦 ◇1 …… 040

第2章 落ち込んだときに見たい写真 1～21 …… 043

なぞり書きに挑戦 ◇2 …… 068

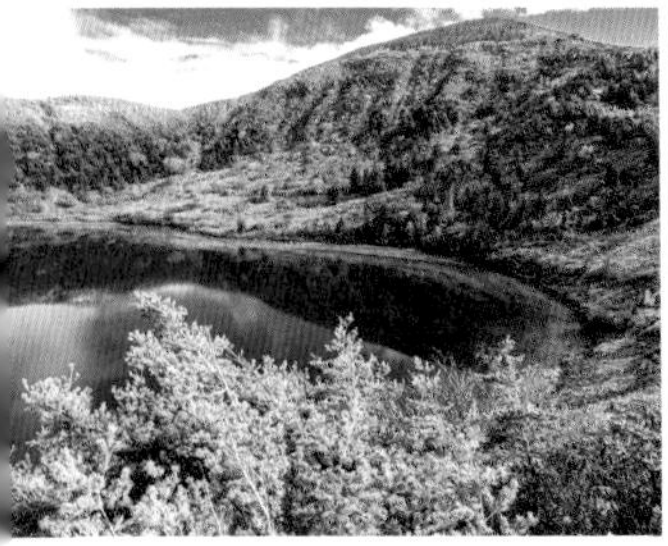

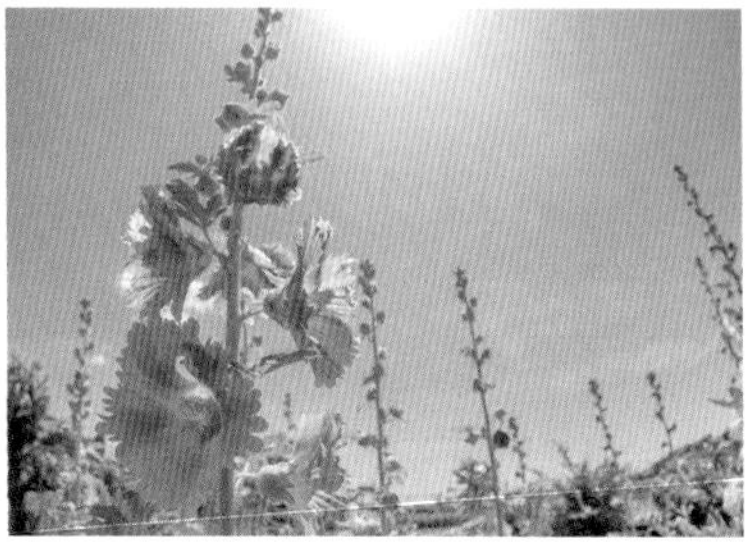

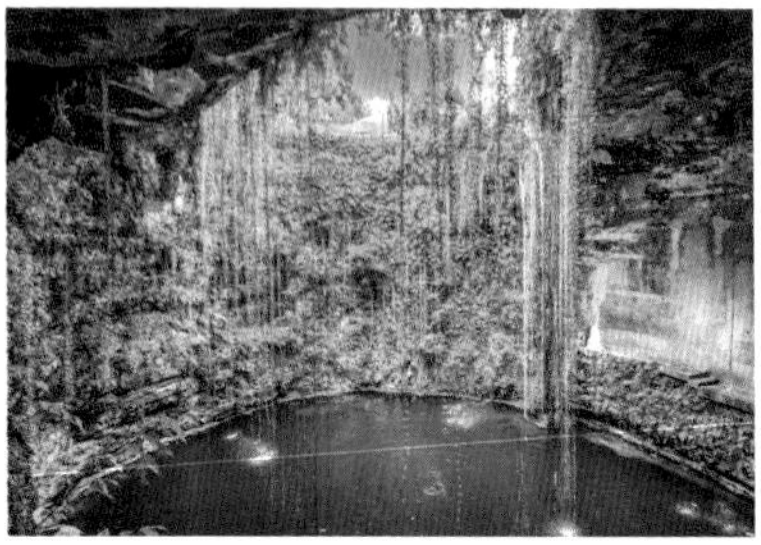

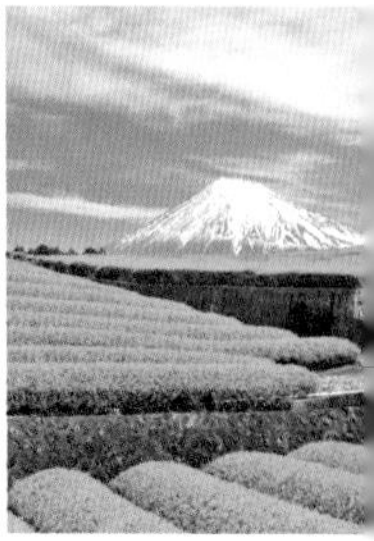

第3章 寝る前に見たい写真真 ①〜⑯ …… 071

なぞり書きに挑戦◇3 …… 090

第4章 名画の間違い探し ①〜⑥ …… 093

名画の間違い探し 解答 …… 106

おわりに …… 108

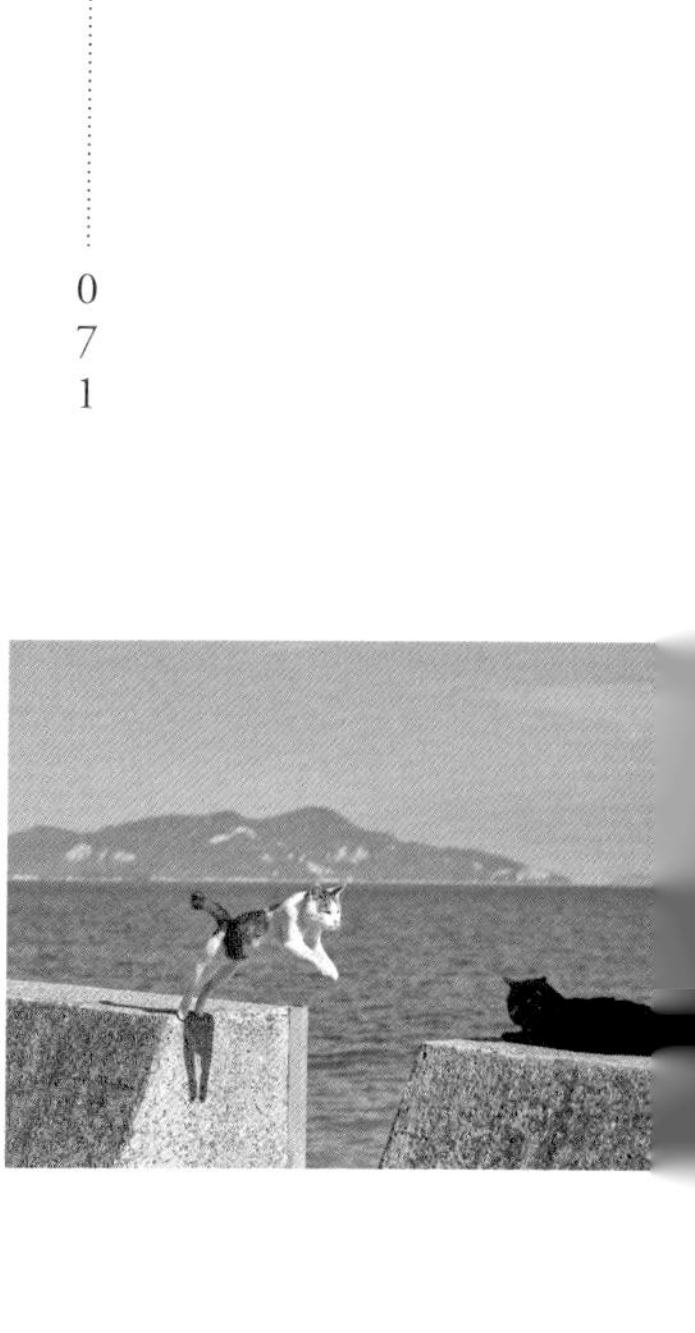

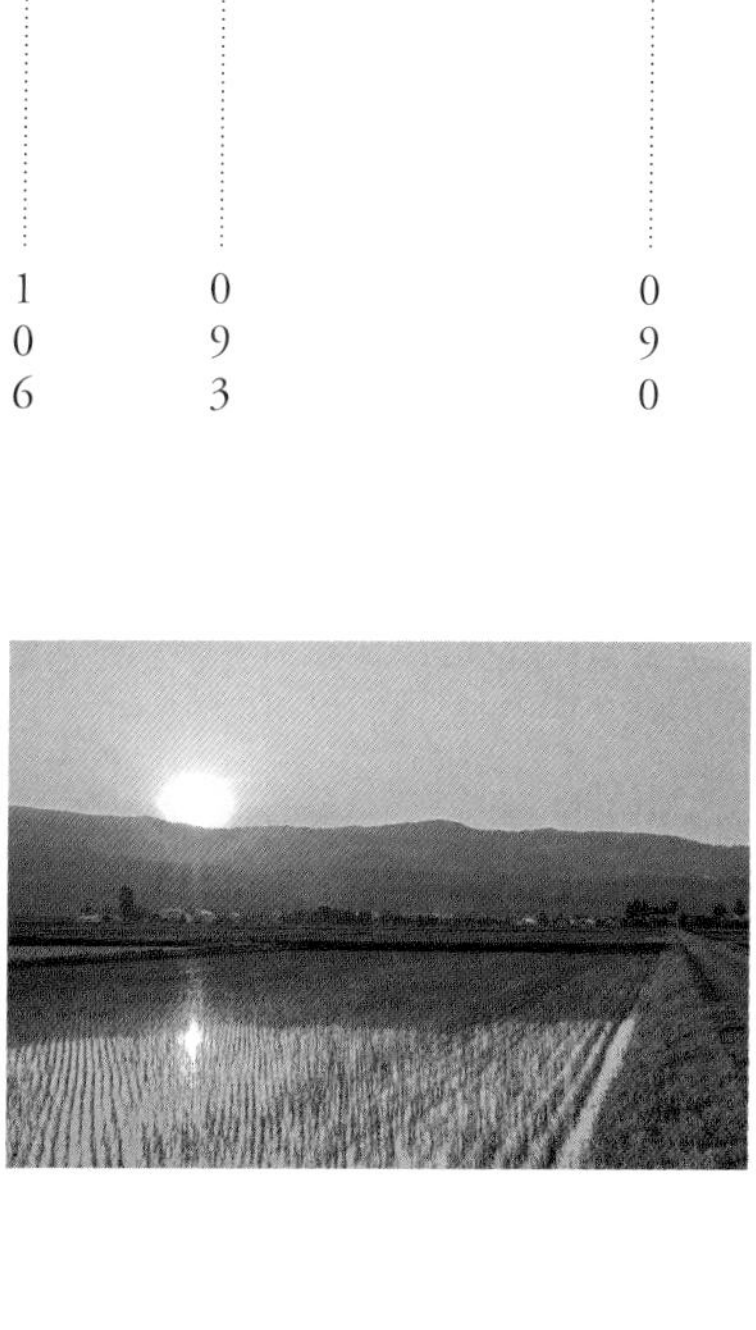

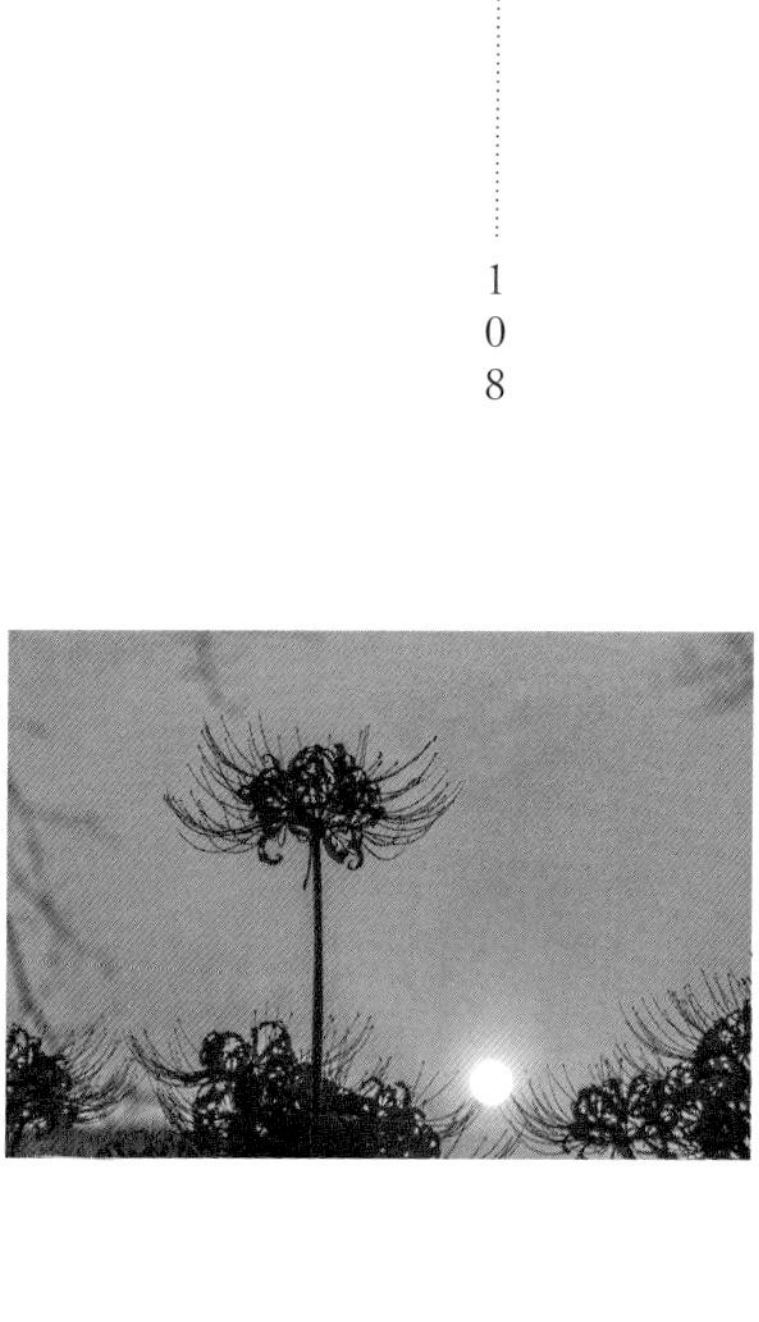

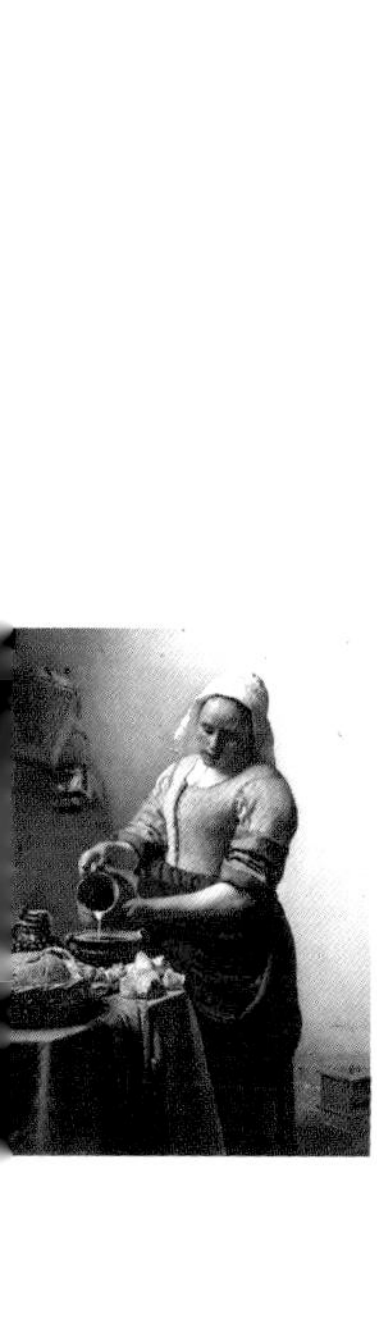

本書の使い方

- 疲労感
- 倦怠感
- 肩こり
- 頭痛
- めまい
- 耳鳴り
- 便秘
- 下痢
- 肌荒れ
- 口内炎
- 不眠
- 冷え
- 情緒不安定
- 注意力散漫

こんな症状に悩んでいる人は、本書を手にとってページをパラパラめくり、
印象に残る写真をじっくり眺めて自由に想像しましょう。

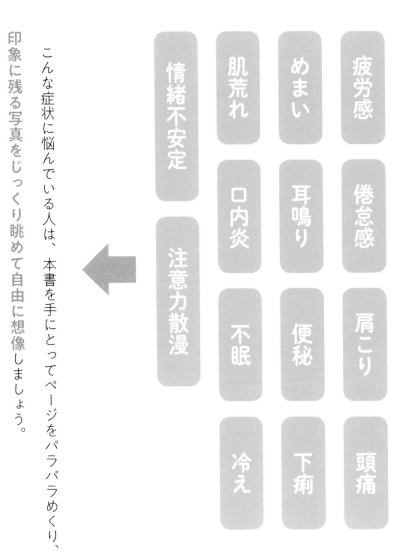

写真はいつ・どんな場所で眺めてもＯＫ。

でも、できるだけ**リラックスできる時間や場所**のほうがより効果を感じられます。

なお、第４章は写真ではなく、**５箇所の間違い**を設けた名画の間違い探し問題を掲載しています。実際にチャレンジする場合は、１枚の名画につき**５分から10分ほどかけて**間違いを見つけるようにしましょう。

この問題は解答者に「どんな間違いがあるのだろうか？」と、**意識して集中させることに意味**があるので、全問正解できなくても気にしない。

ただし、すべての間違いを発見することで、**副交感神経の働きを高めてくれる達成感を得る**ことができます。

間違いをなかなか発見できない場合は、自律神経のバランスが乱れて集中力が落ちている可能性もあるので、**一度本を閉じて深呼吸**しましょう。

また、間違い探しを繰り返すことは、意識して集中することのトレーニングにもなりますので、1回5～10分の時間を守り、すべての間違いを発見できるまで**同じ問題に何回も挑戦してもよい**でしょう。

また、間違い探し問題と同じく**副交感神経の働きを高めてくれる「なぞり書き」の問題**を、各章の間に掲載しています。

使いやすい筆記用具（おすすめは筆ペン）を手にとったら、**姿勢を正して呼吸を整えながら**お手本をなぞり書きしてみましょう。

第1章 イライラするときに見たい写真

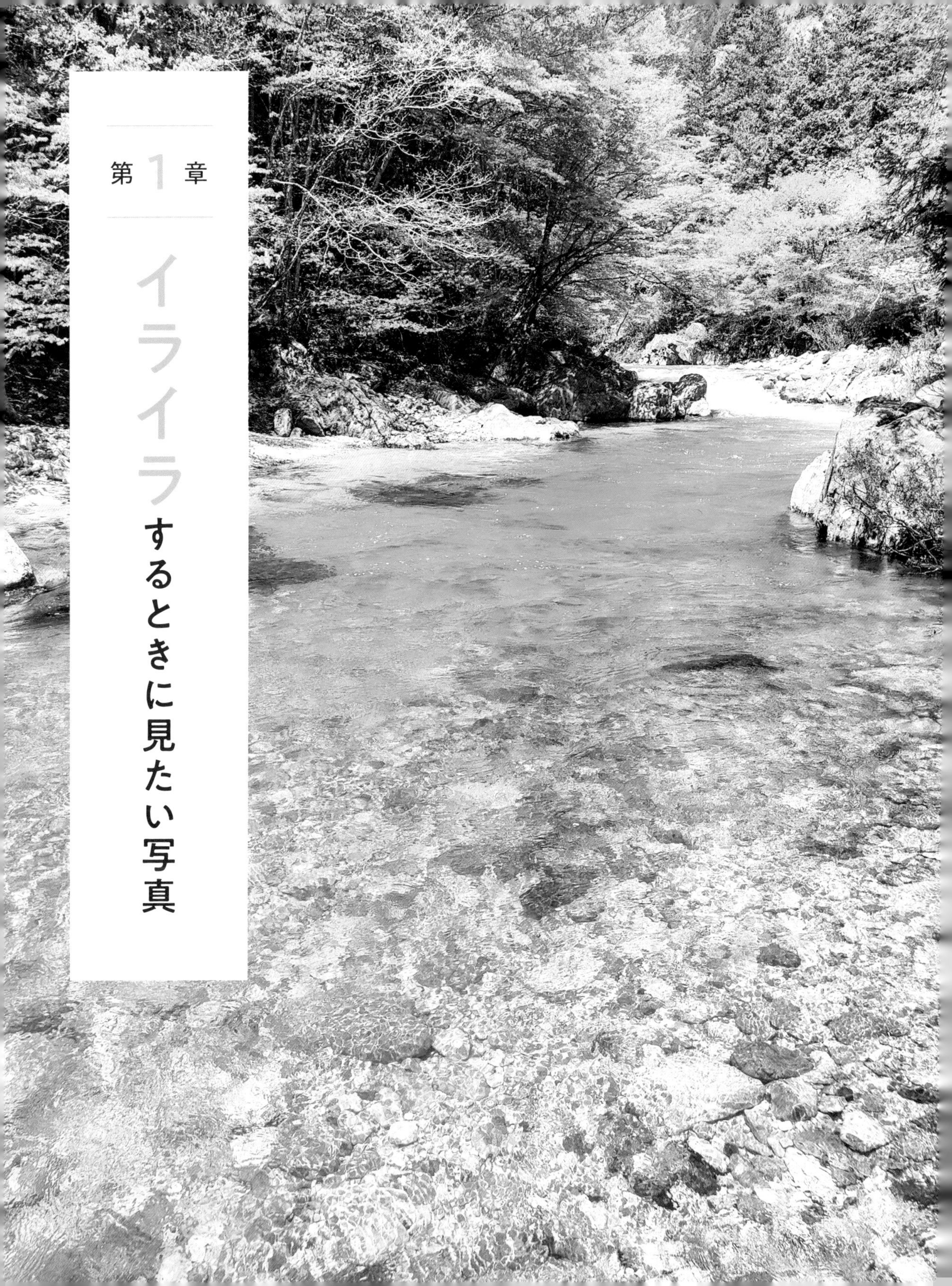

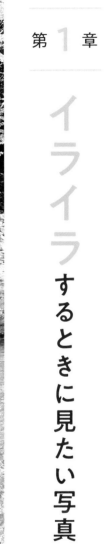

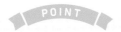

イライラするときに見たい写真 1

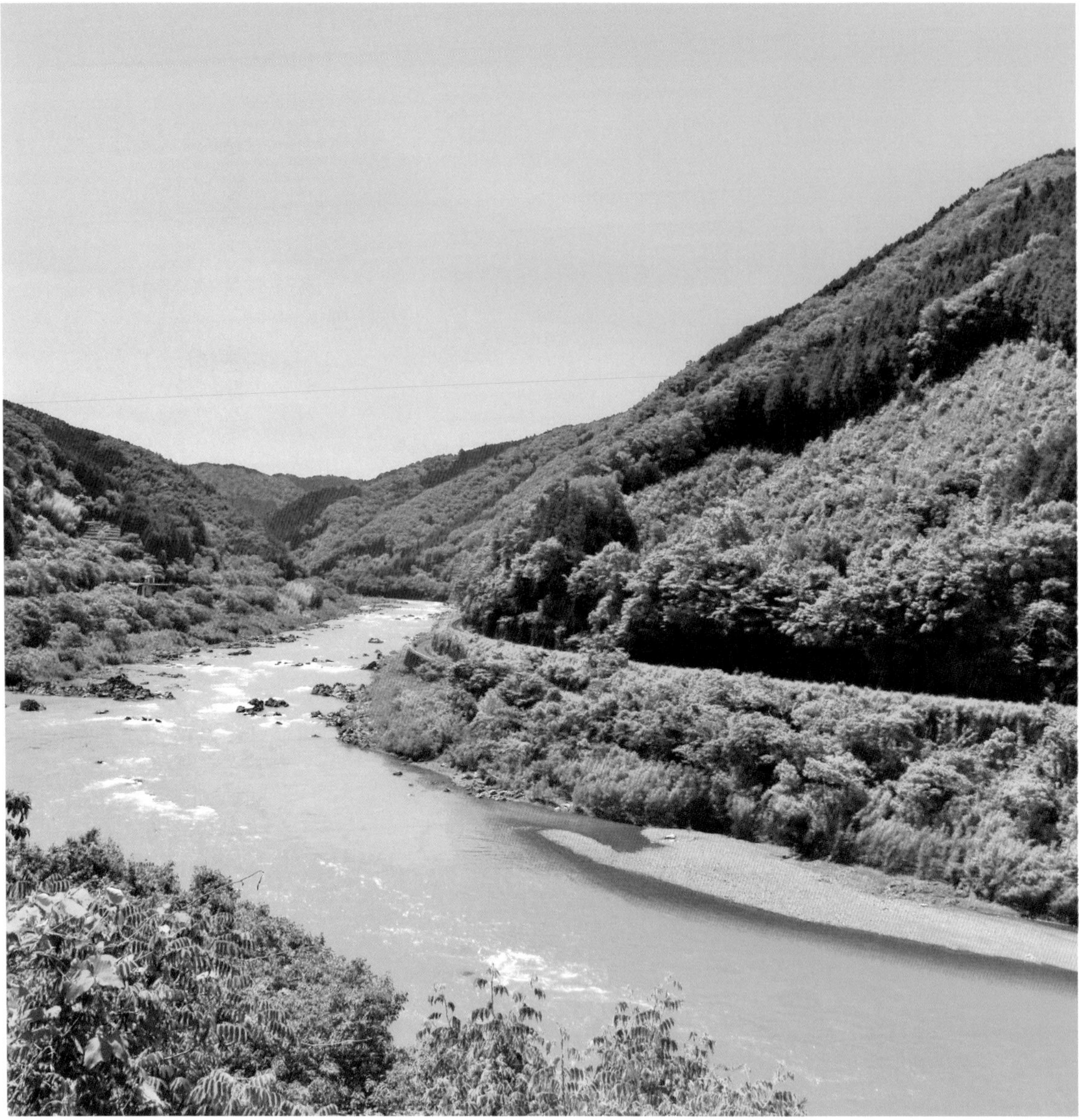

POINT

ブルー、グリーン、ブラウン、ベージュなどのアースカラーは、見るだけで気持ちを落ち着かせてくれます。つまり、豊かな自然の風景写真を見ることがイライラの解消につながるのです。

雲ひとつない青空のおかげで
清流がより美しく見える

イライラするときに見たい写真 2

じっと見つめていると耳元に滝の音が響く

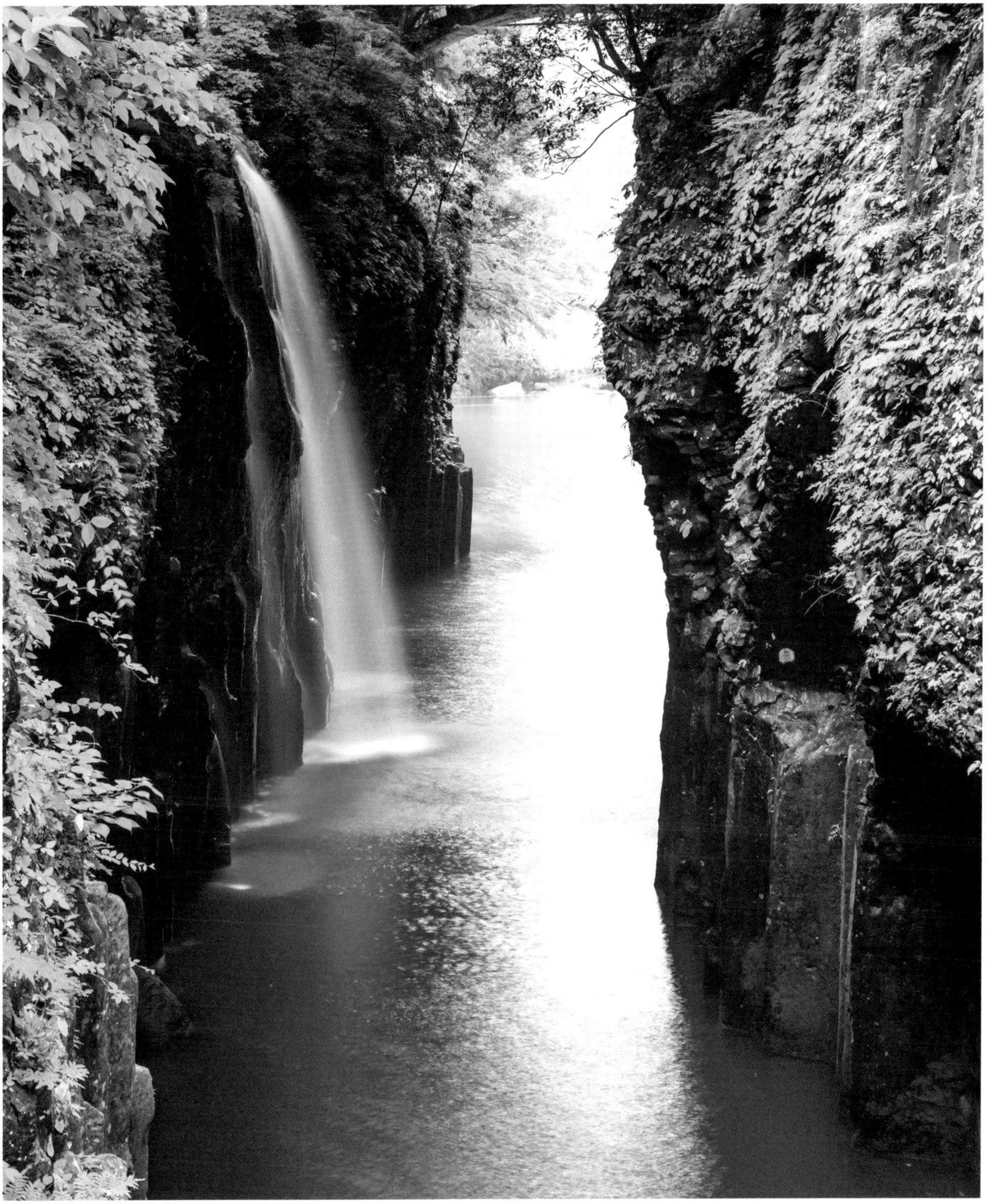

イライラするときに見たい写真 ③

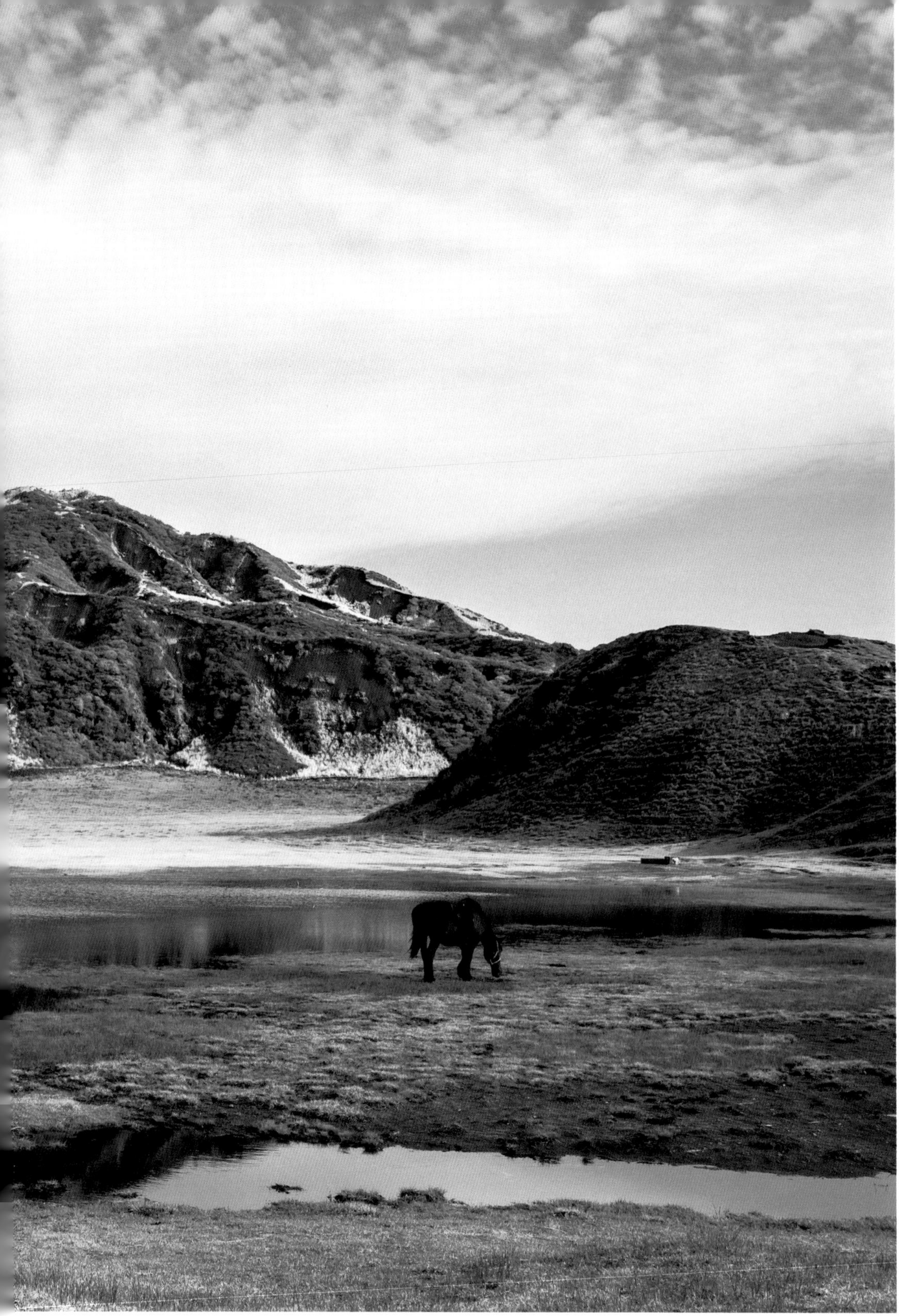

カルデラに広がる草原でのびのびと暮らす馬たち

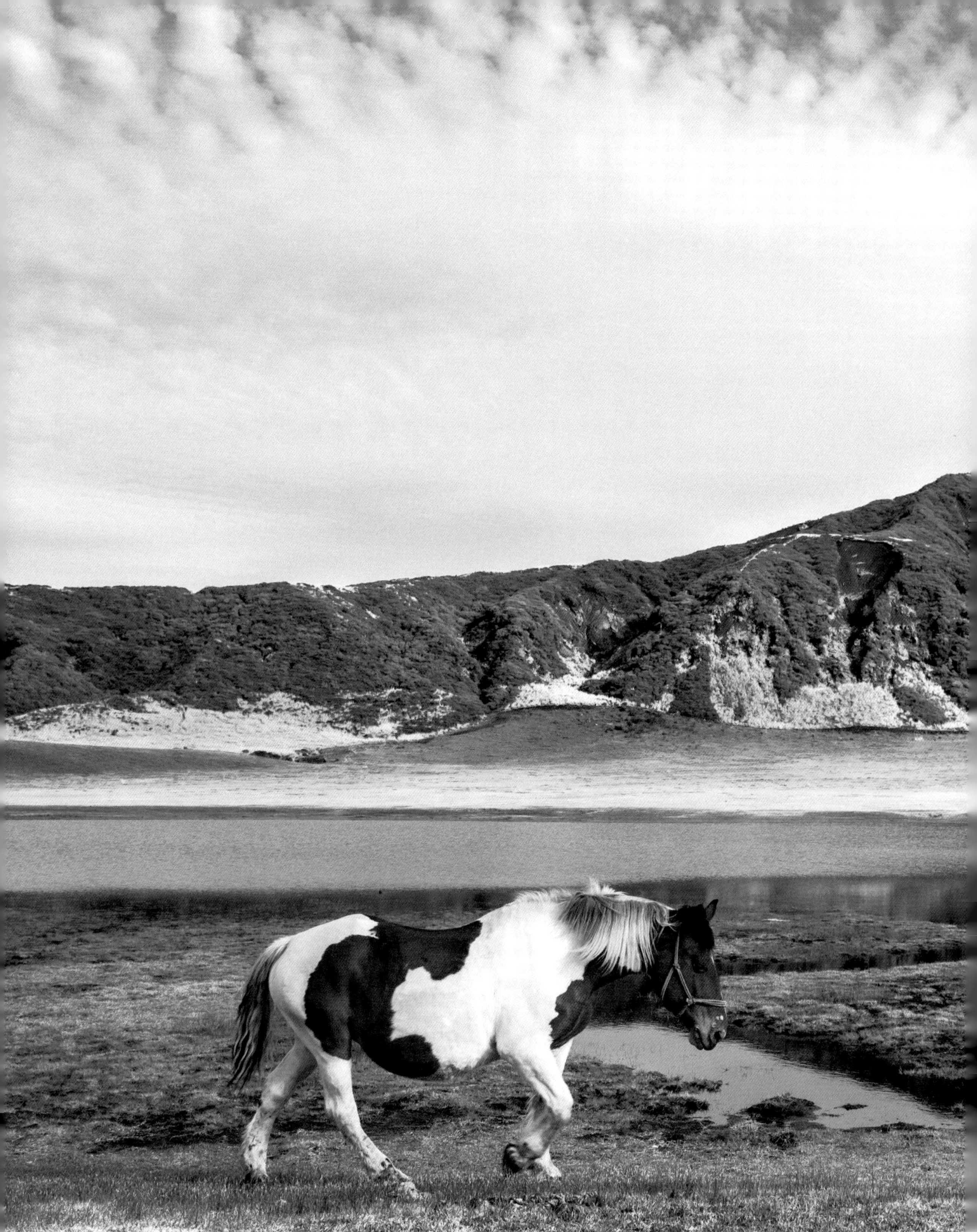

木々の緑が水面に映るおとぎ話のような風景

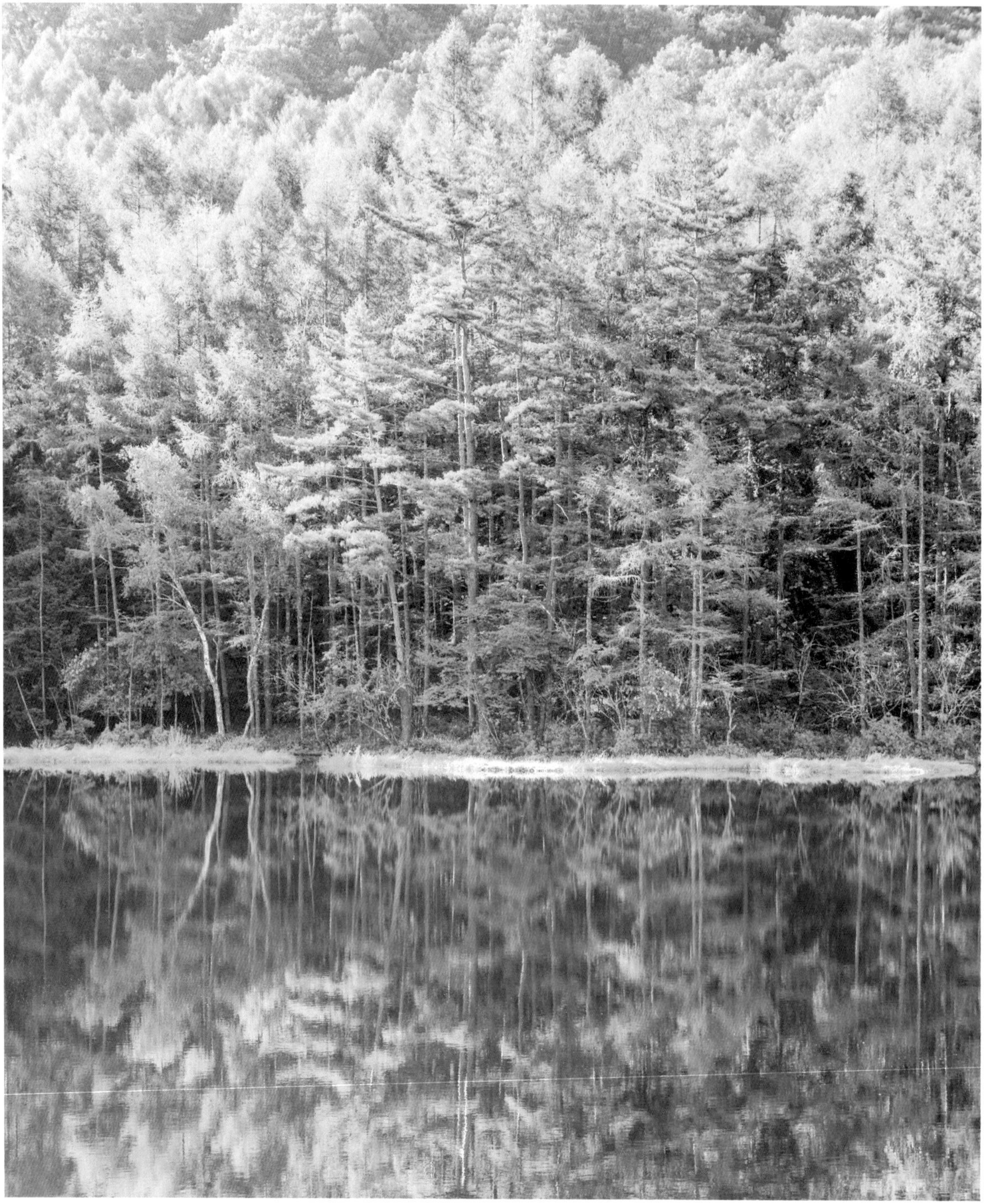

底が見えるほど透き通ったさわやかなミントグリーンの流れ

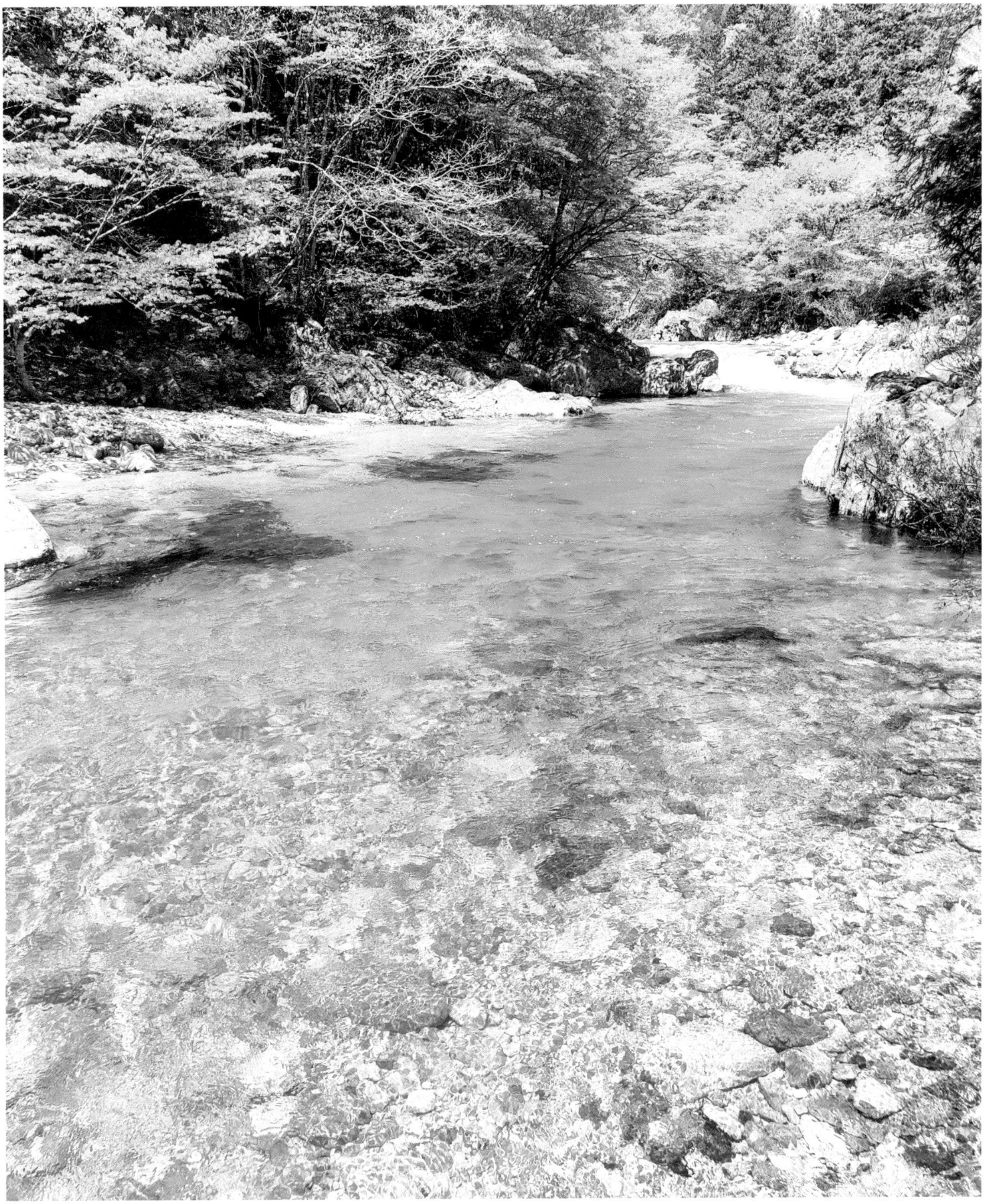

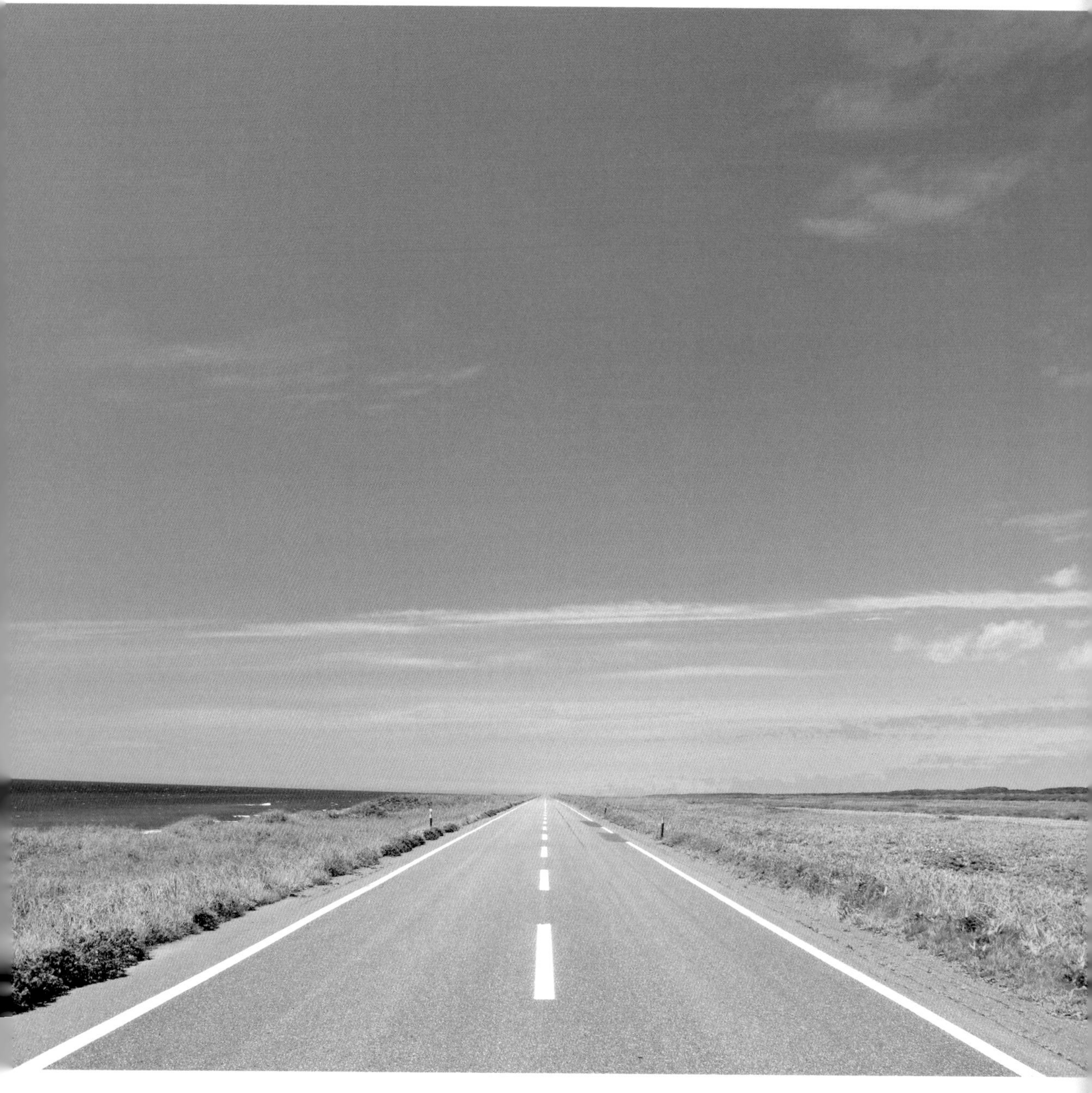

地平線に向かって

どこまでも伸びる一本道

田園を走る列車の車窓からは
かえるの大合唱が聴こえてくる

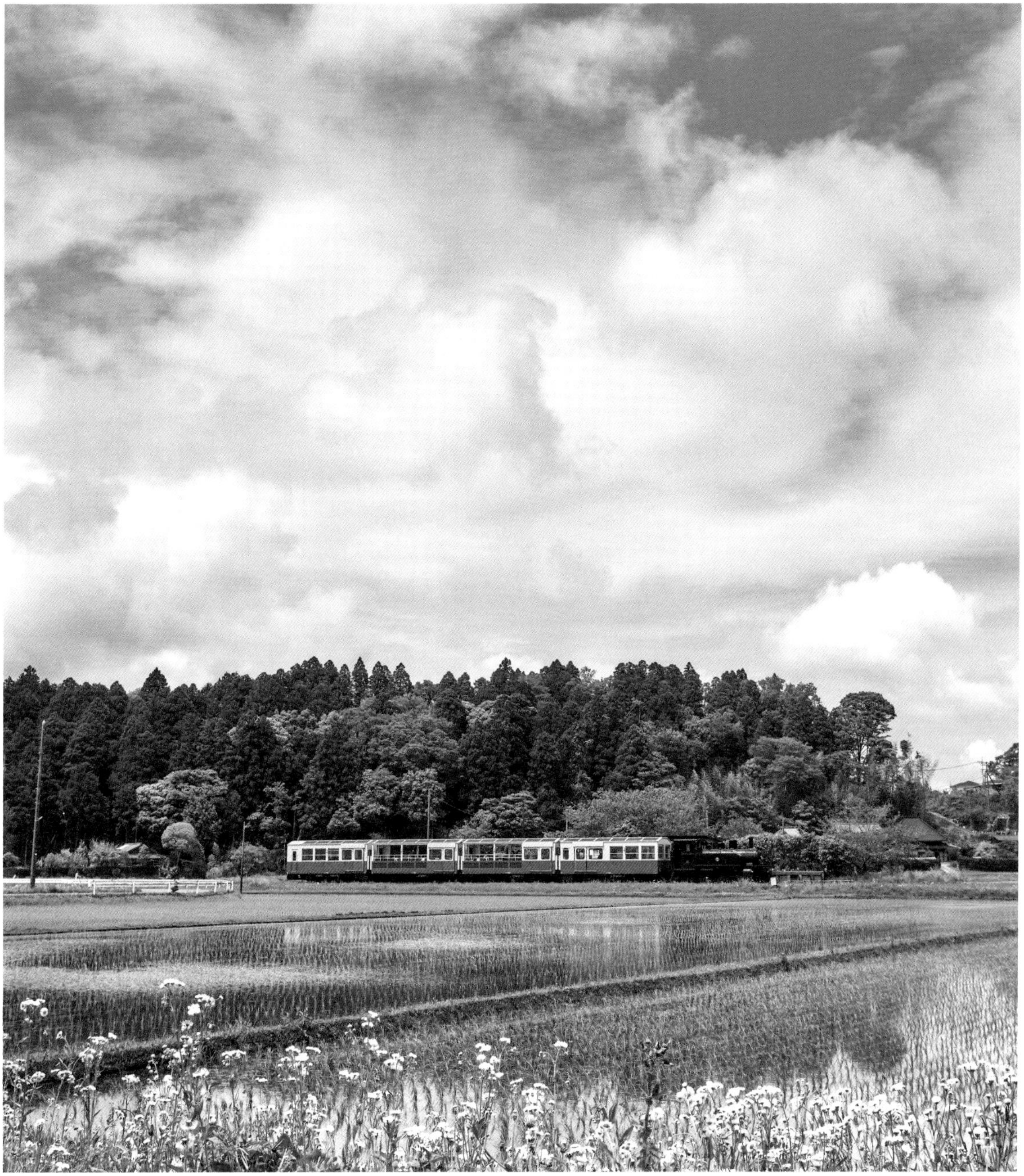

心が鎮まっていく幻想的なアイスブルーの洞窟

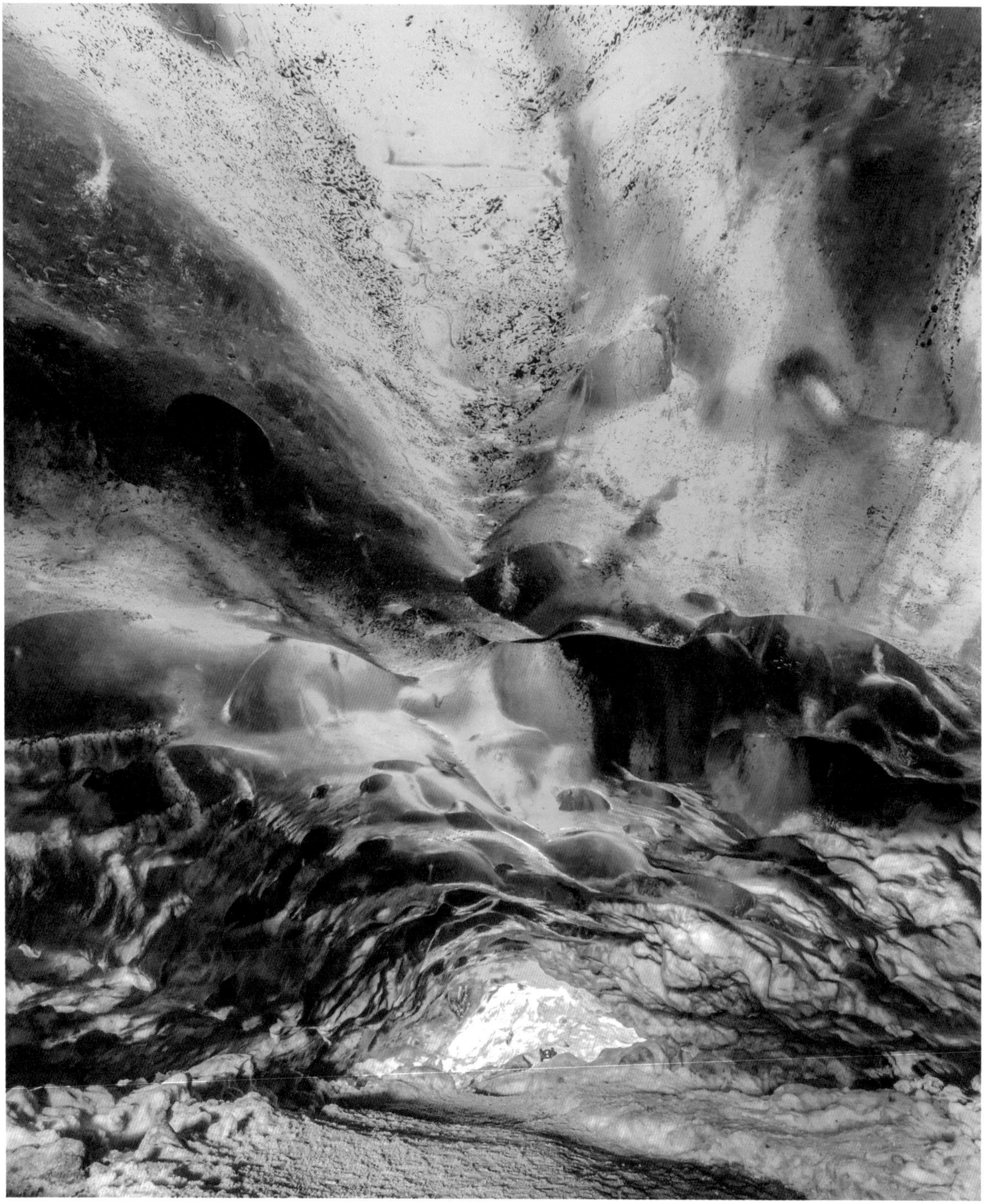

落ちそうで落ちない岩　その隙間からは壮大な海が

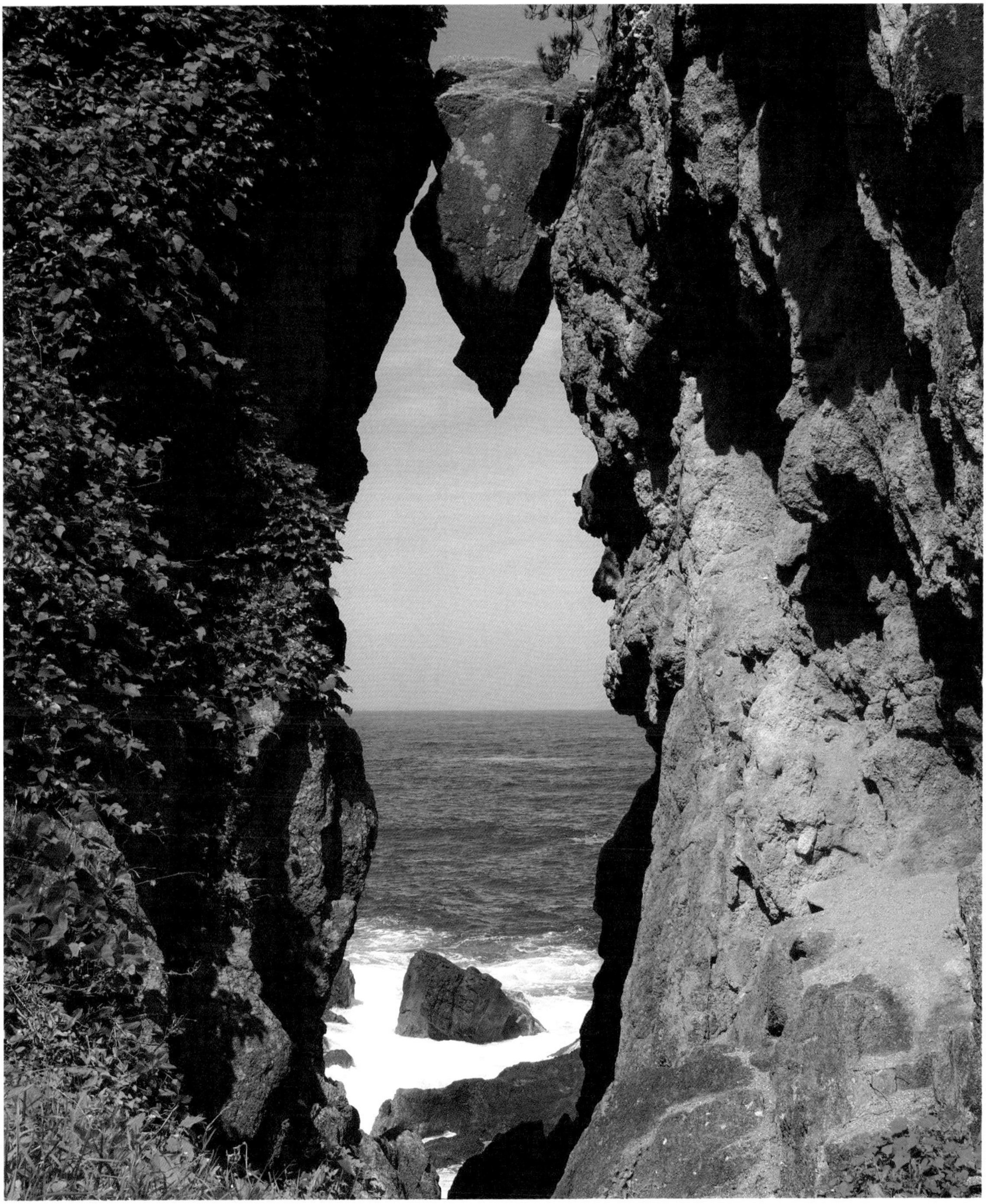

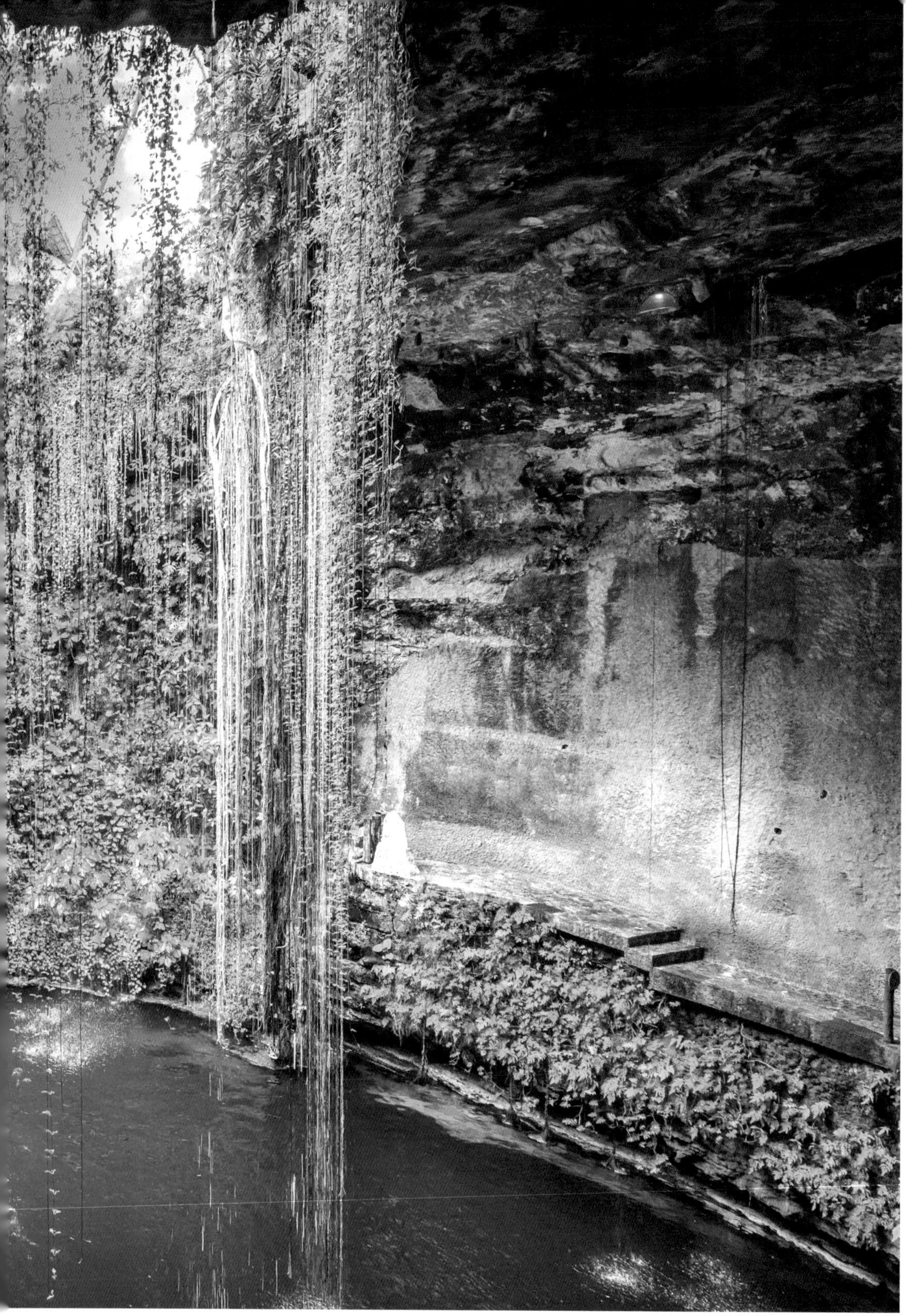

イライラするときに見たい写真 ⑩

緑のカーテンに包まれた神秘的な蒼いセノーテ

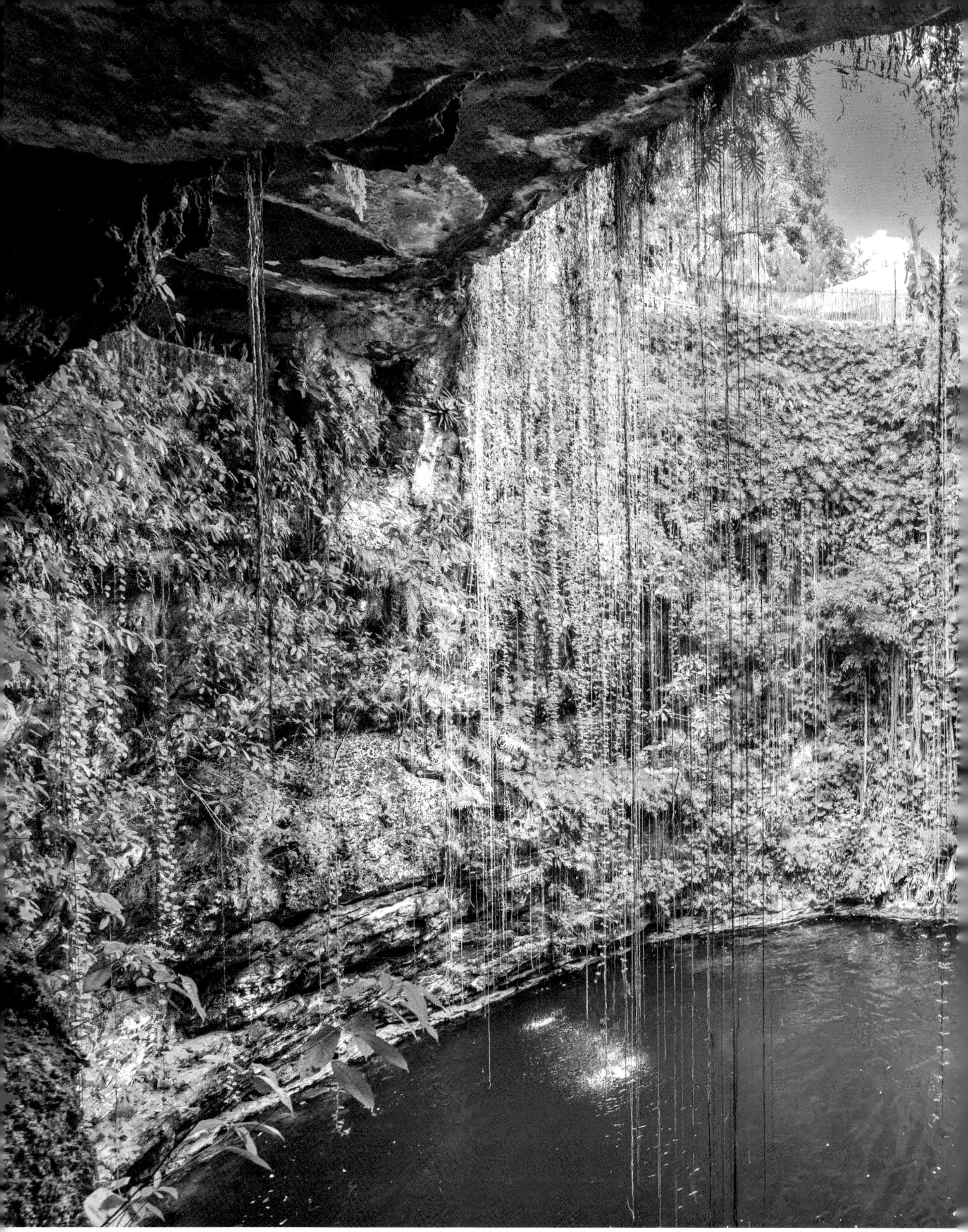

雄大な山々に囲まれたエメラルドの湖

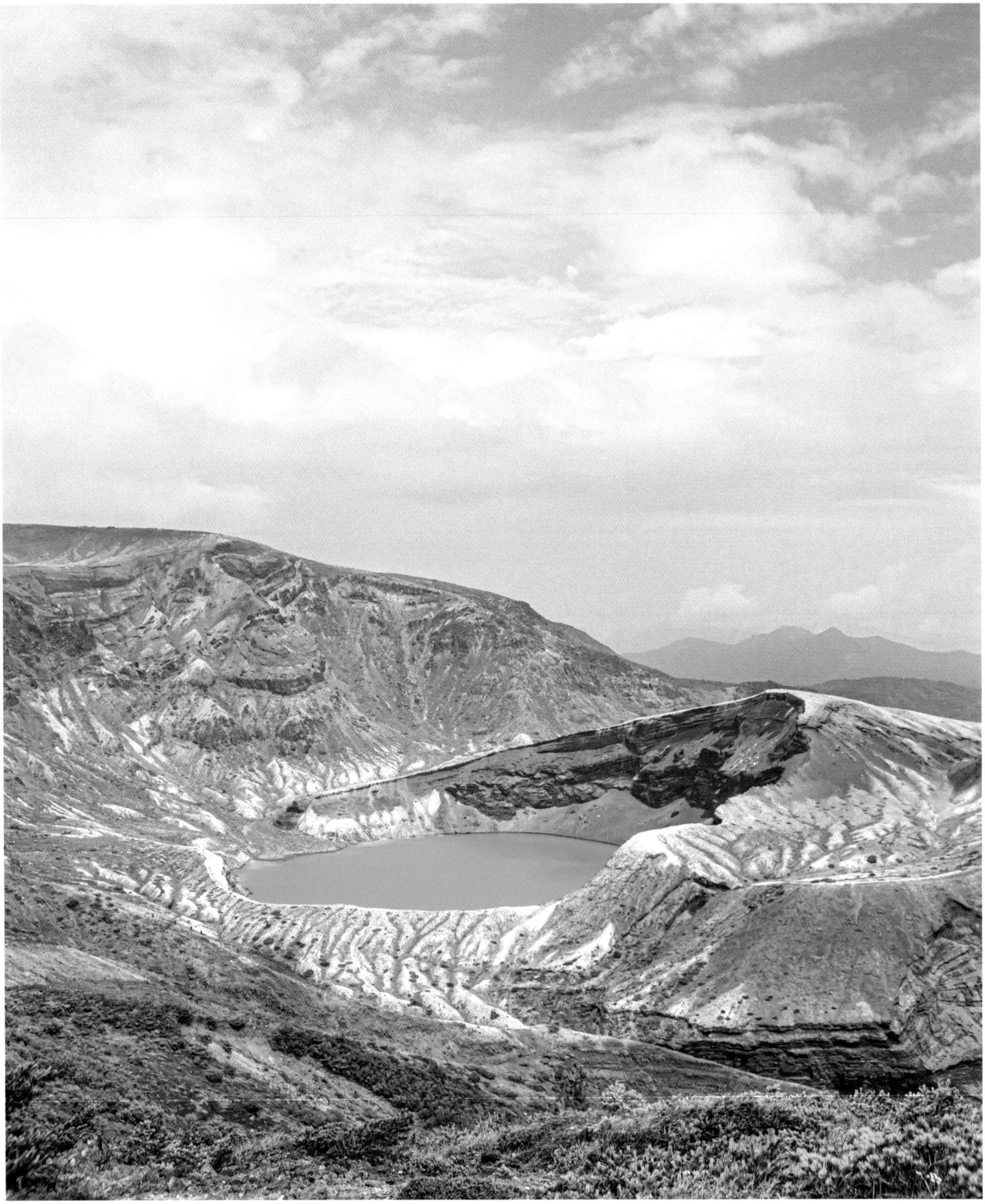

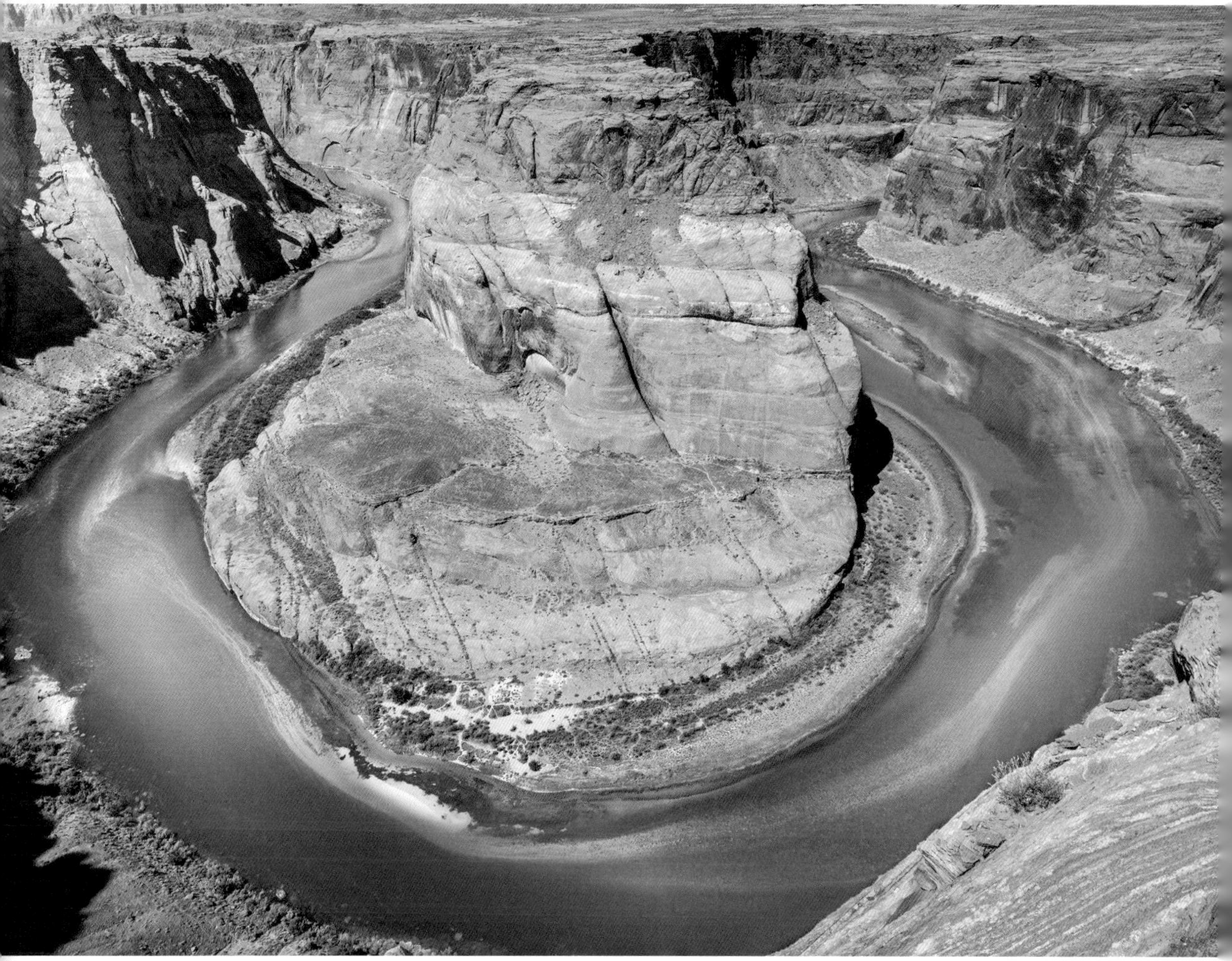

壮大な時の流れと

大河が生み出した絶景

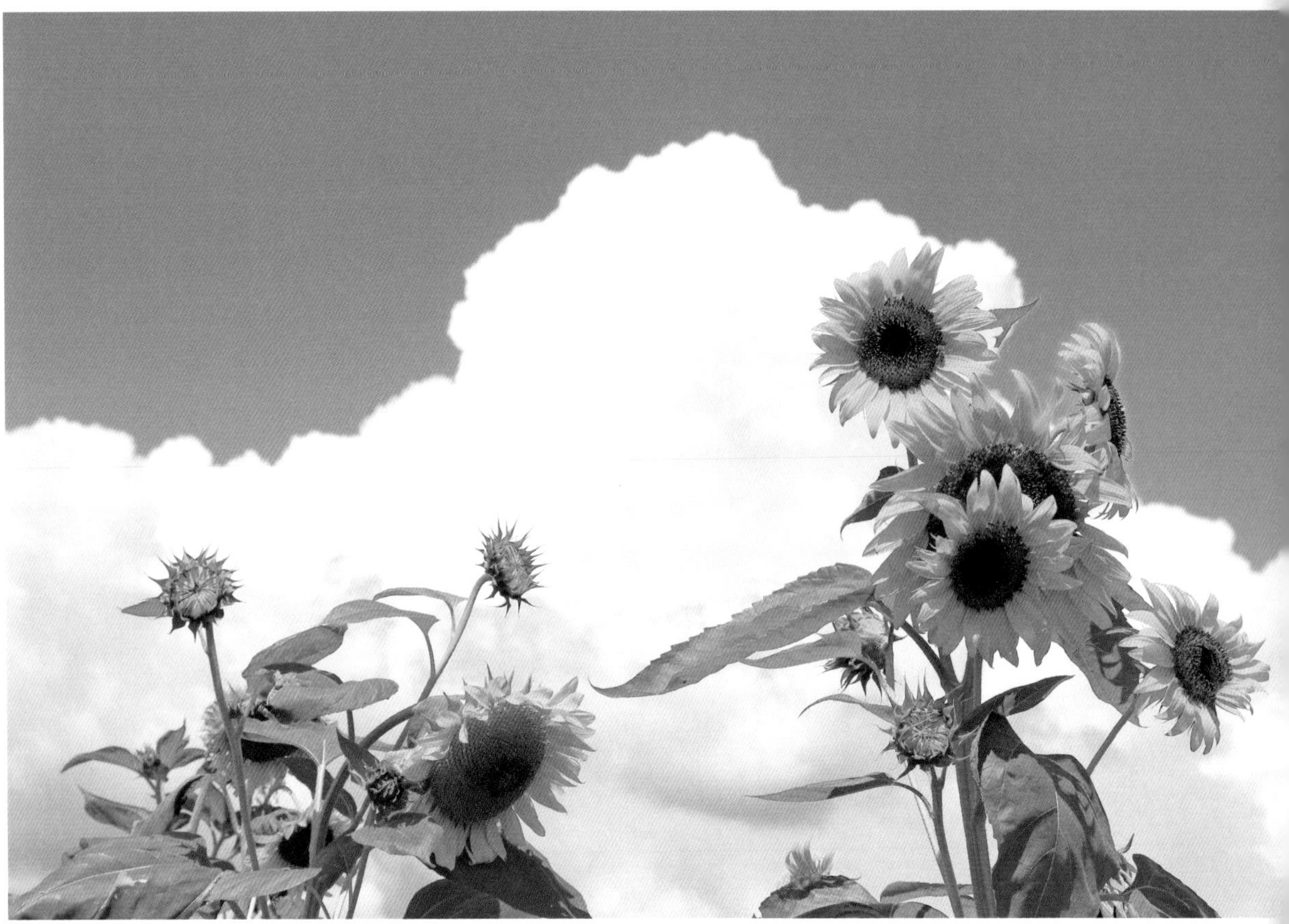

イライラするときに見たい写真⑬

子どもの頃は見上げた
のっぽな夏の花々

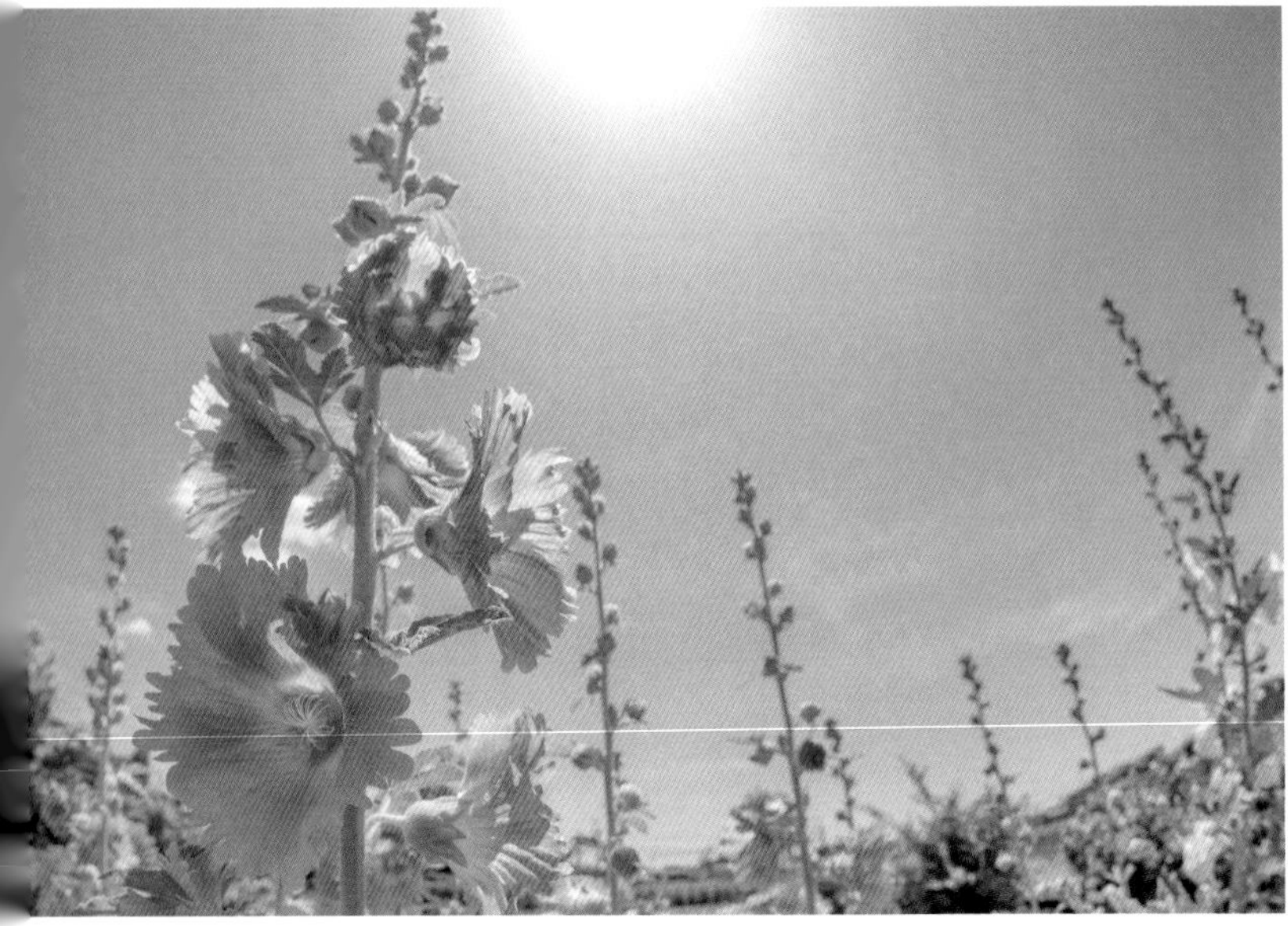

イライラするときに見たい写真 ⑭

ハスの蕾の上に空飛ぶ宝石を発見！

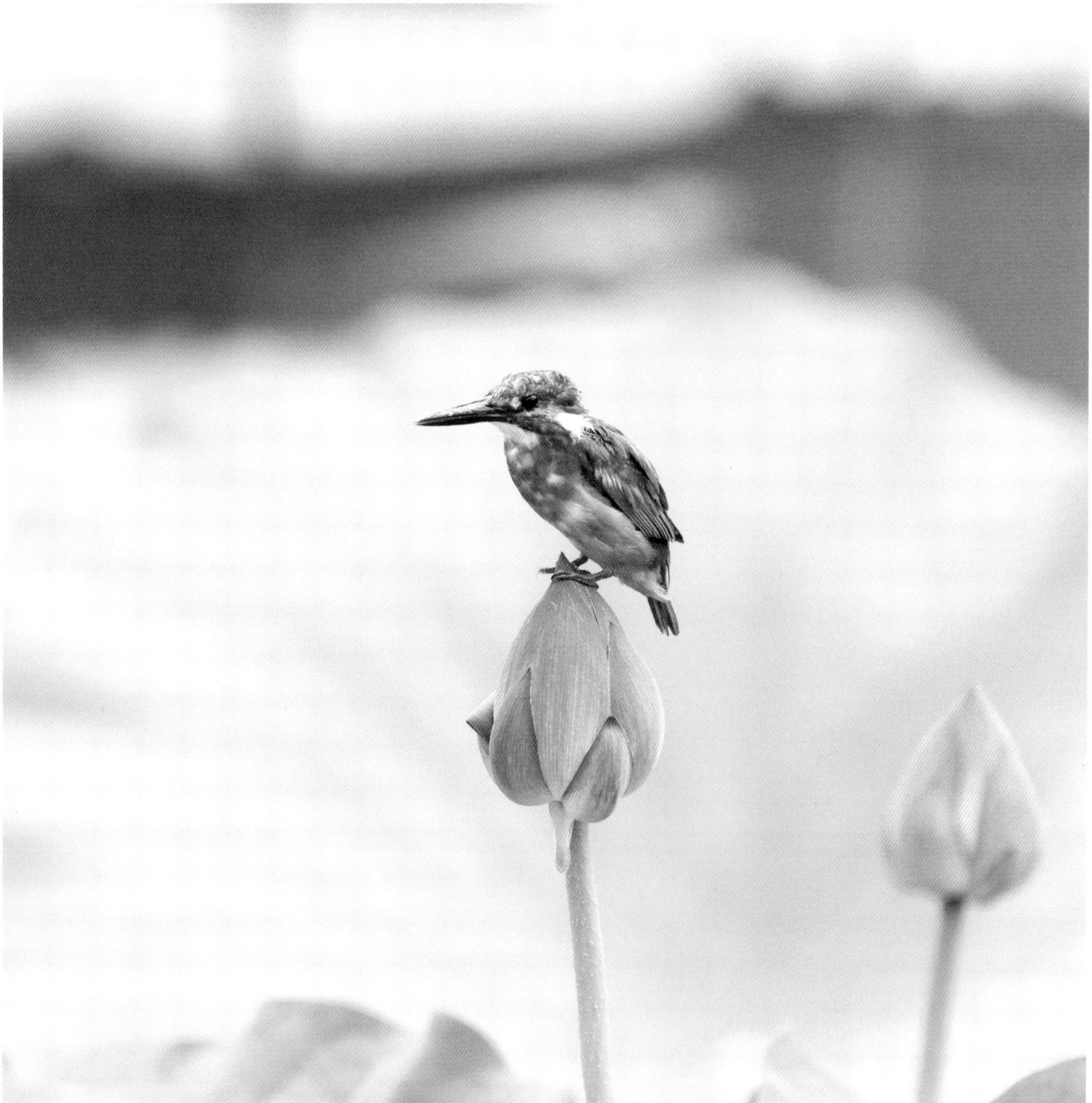

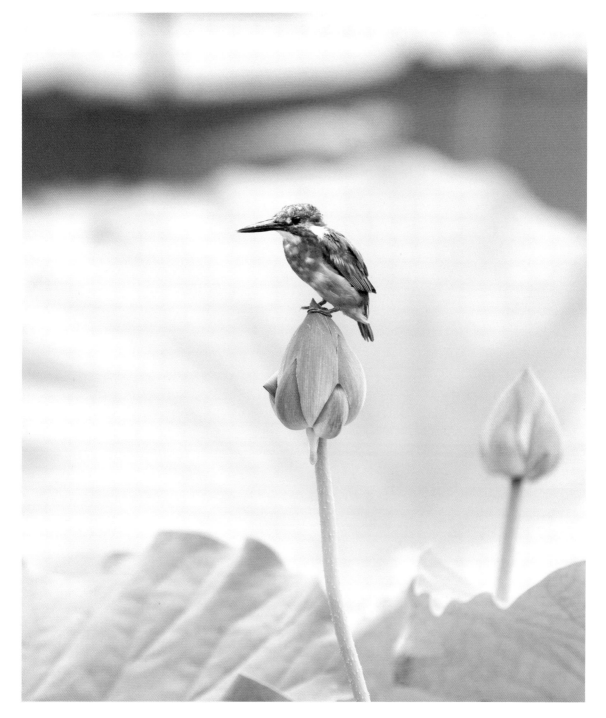

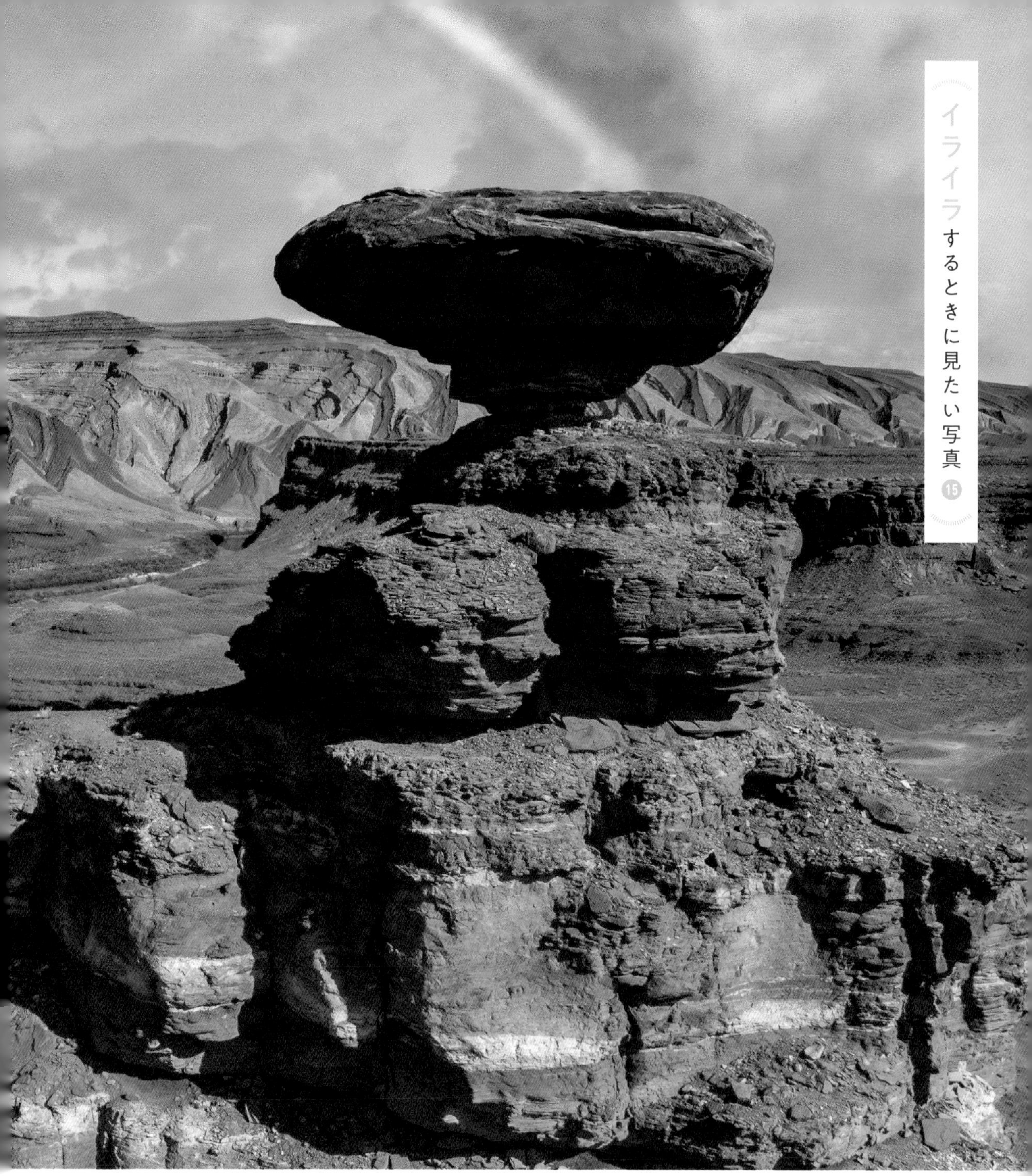

イライラするときに見たい写真 15

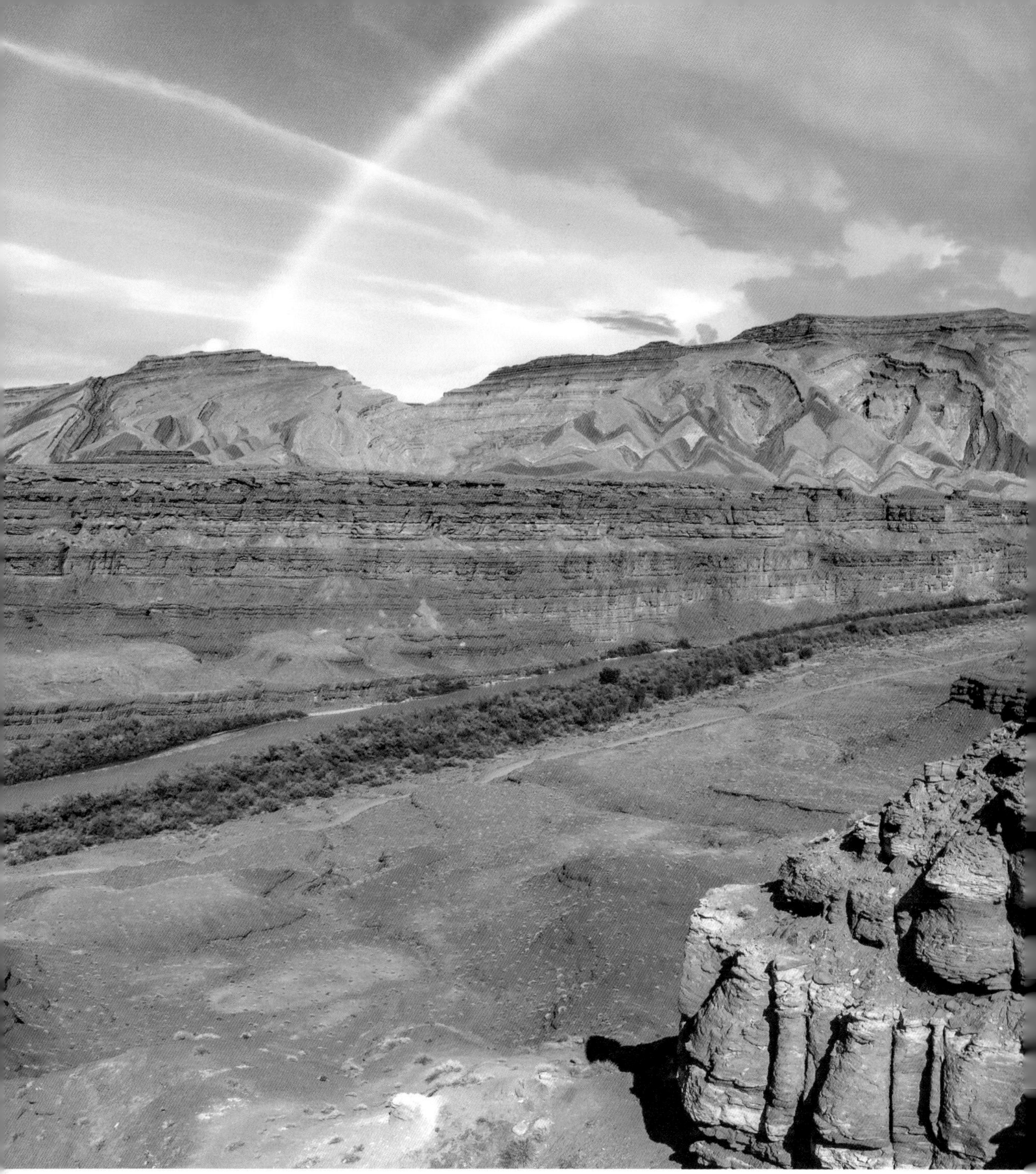

雄大な岩石の向こうで絵筆で描いたような虹がきらめく

水平線に朝日が昇る素晴らしい一日のはじまり

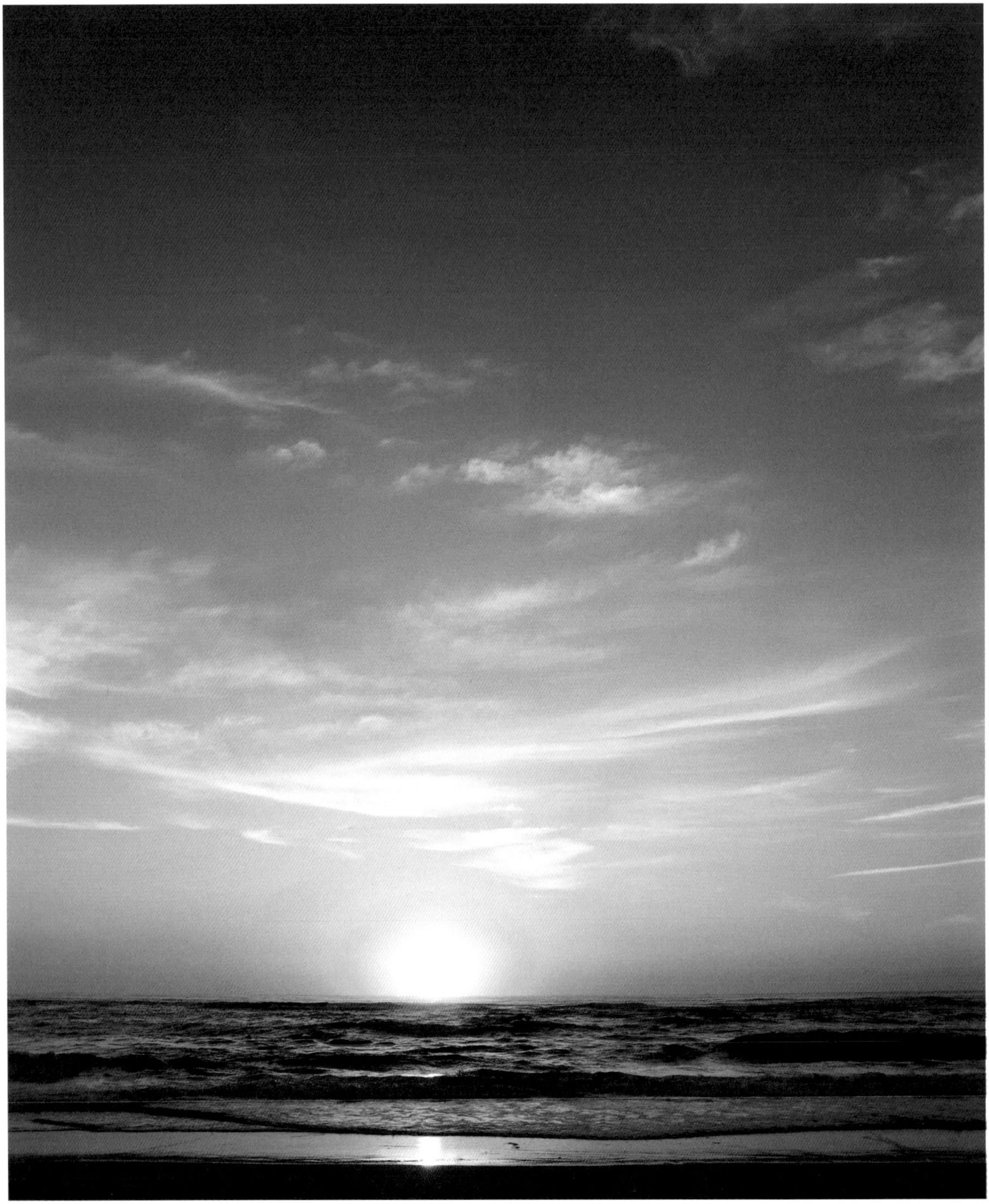

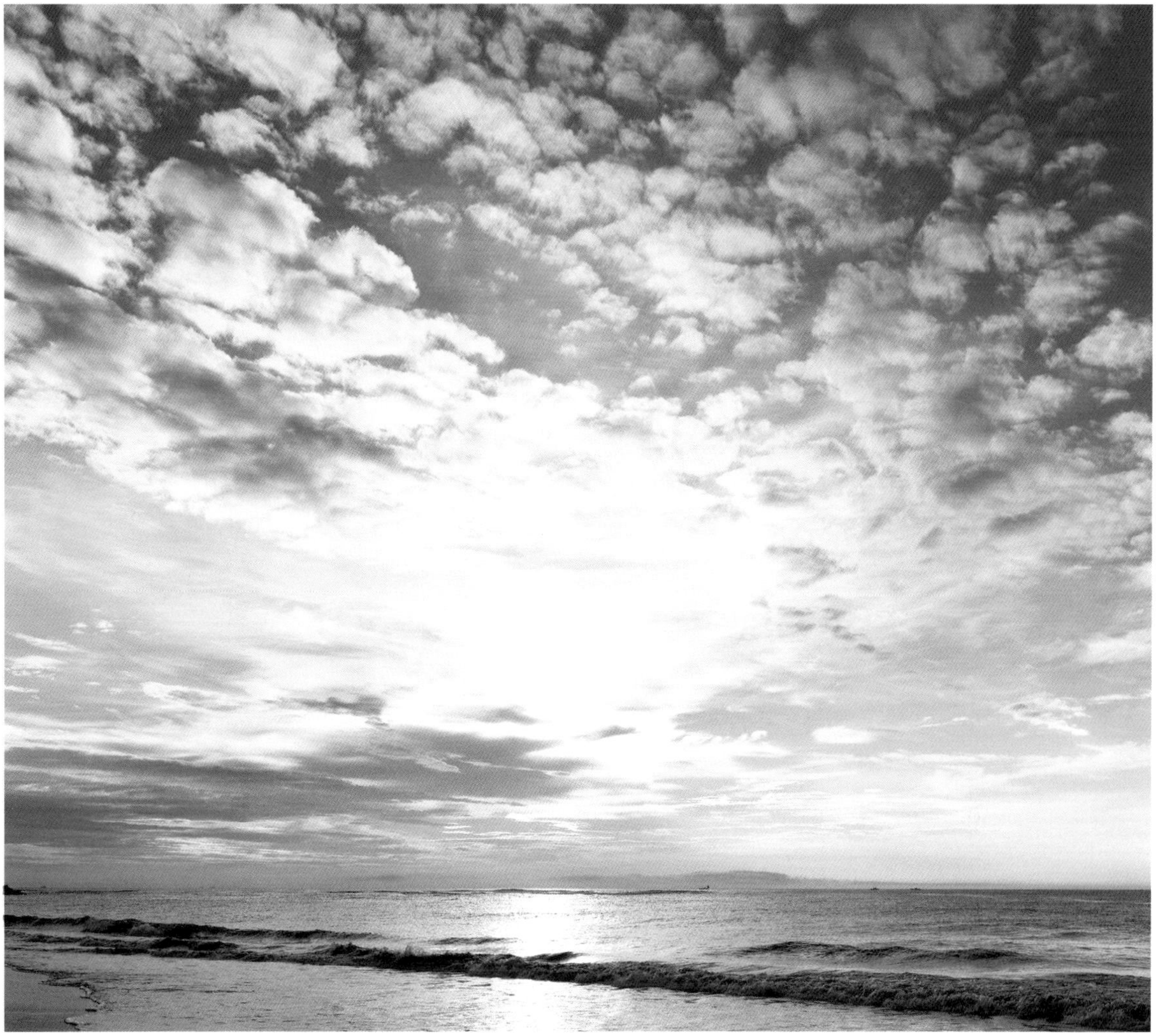

空と海の境界が淡くなる

ブルーアワーのひととき

イライラするときに見たい写真 18

ここで採れたお茶なら特別なパワーがもらえそう

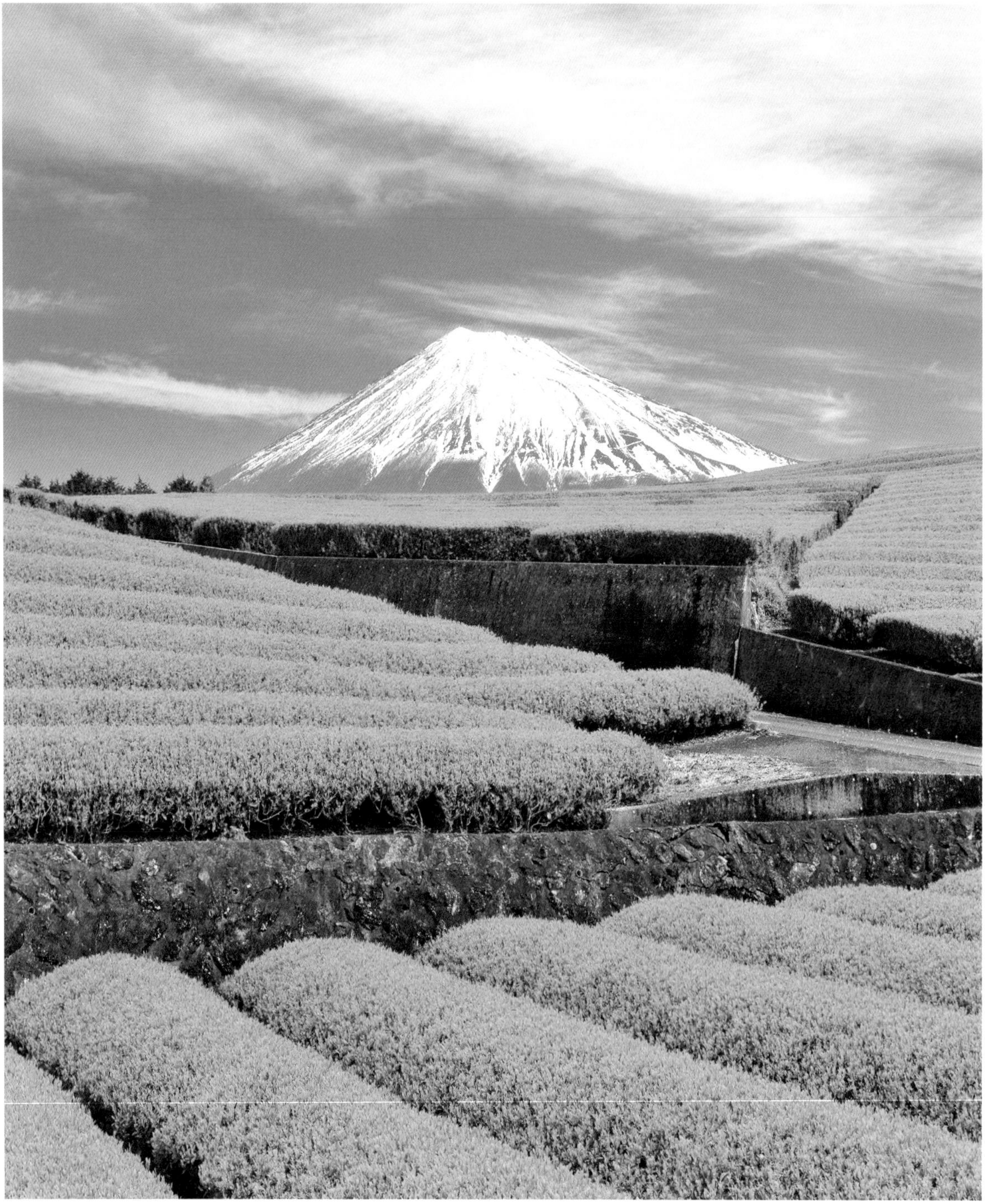

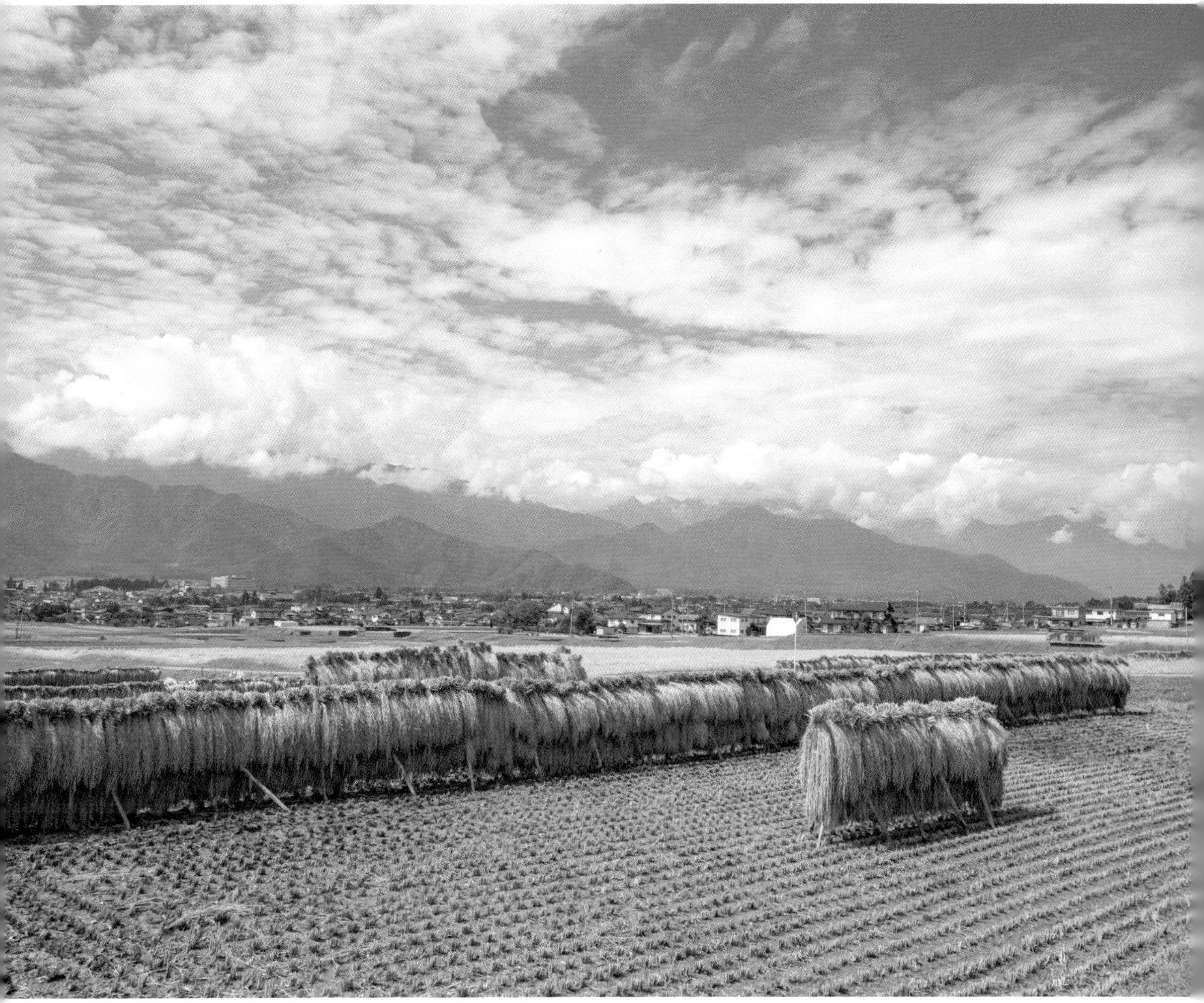

昔は刈った稲を

すぐに田んぼで干していたなぁ

なぞり書きに挑戦 1

最近はパソコンやスマートフォンが普及したことで、手で文字を書く機会がすっかり減りました。しかし、子どもの頃は学校でノートをとったり、書道の授業で毛筆や硬筆を学んだり、「文字を書く」ことに慣れ親しんでいたはず。文字を書くという行為は、意識して手を動かすため脳によい刺激を与えます。なにより、久しぶりの手書きで芽生える「懐かしい」という感情は、副交感神経の働きを活性化してくれるのです。

例題

00

月天心　貧しき町を　通りけり

与《よ》謝《さ》蕪《ぶ》村《そん》

「なぞり書き」する作品とその作者

月天心　貧しき町を　通りけり

グレーの文字をなぞり書きしましょう

01

ほろほろと　山吹散るか　滝の音

松尾芭蕉

ほろほろと
山吹散るか　滝の音

◆もう一回なぞり書きしてみよう

ほろほろと
山吹散るか　滝の音

02

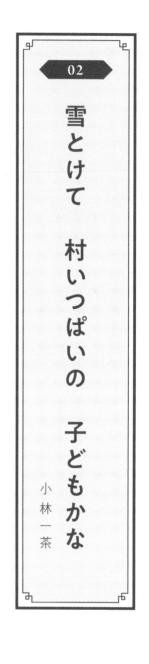

雪とけて　村いっぱいの　子どもかな

小林一茶

雪とけて
村いっぱいの　子どもかな

◆もう一回なぞり書きしてみよう

雪とけて
村いっぱいの　子どもかな

第2章

落ち込んだときに見たい写真

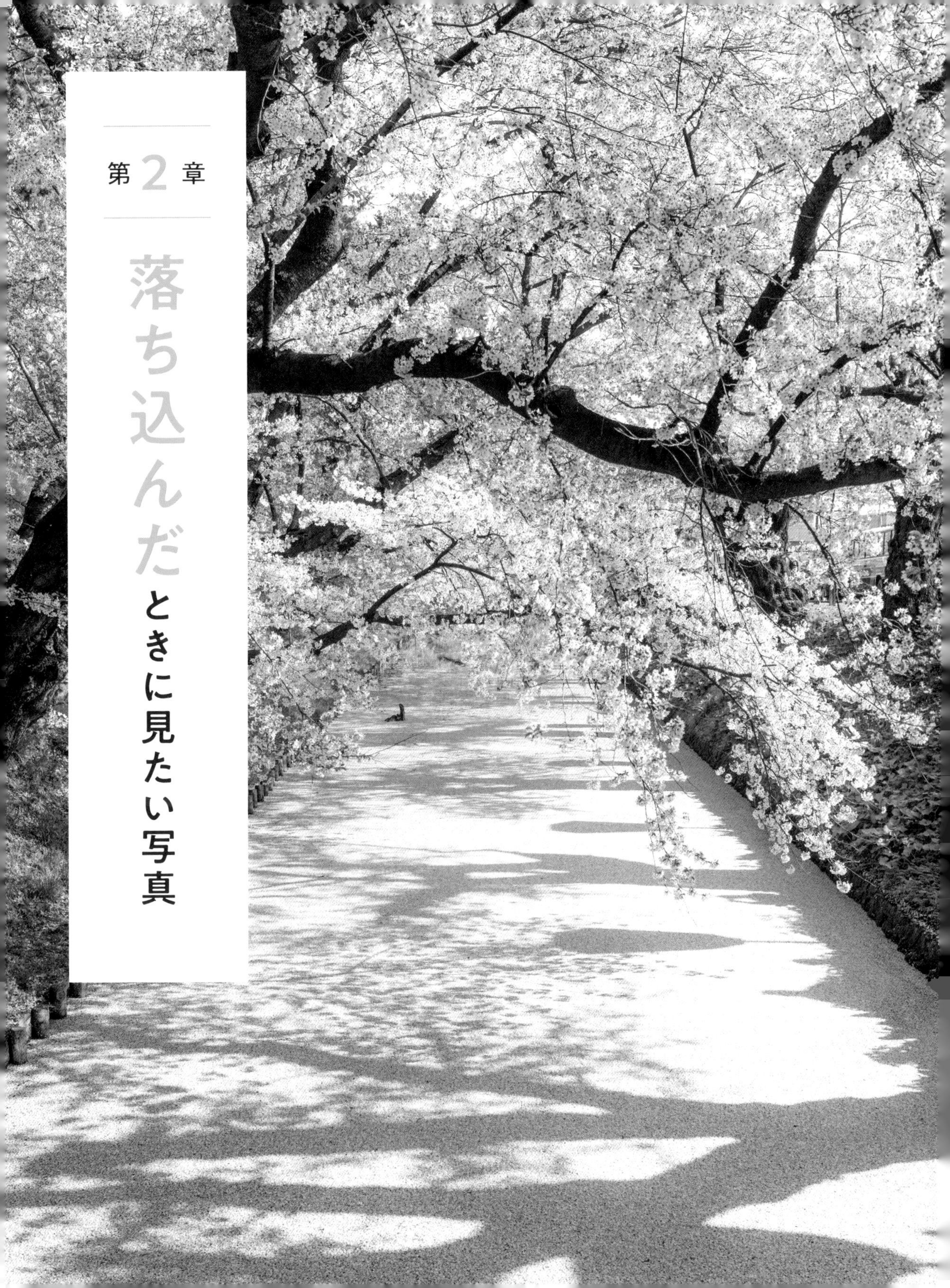

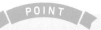

落ち込んだときに見たい写真 1

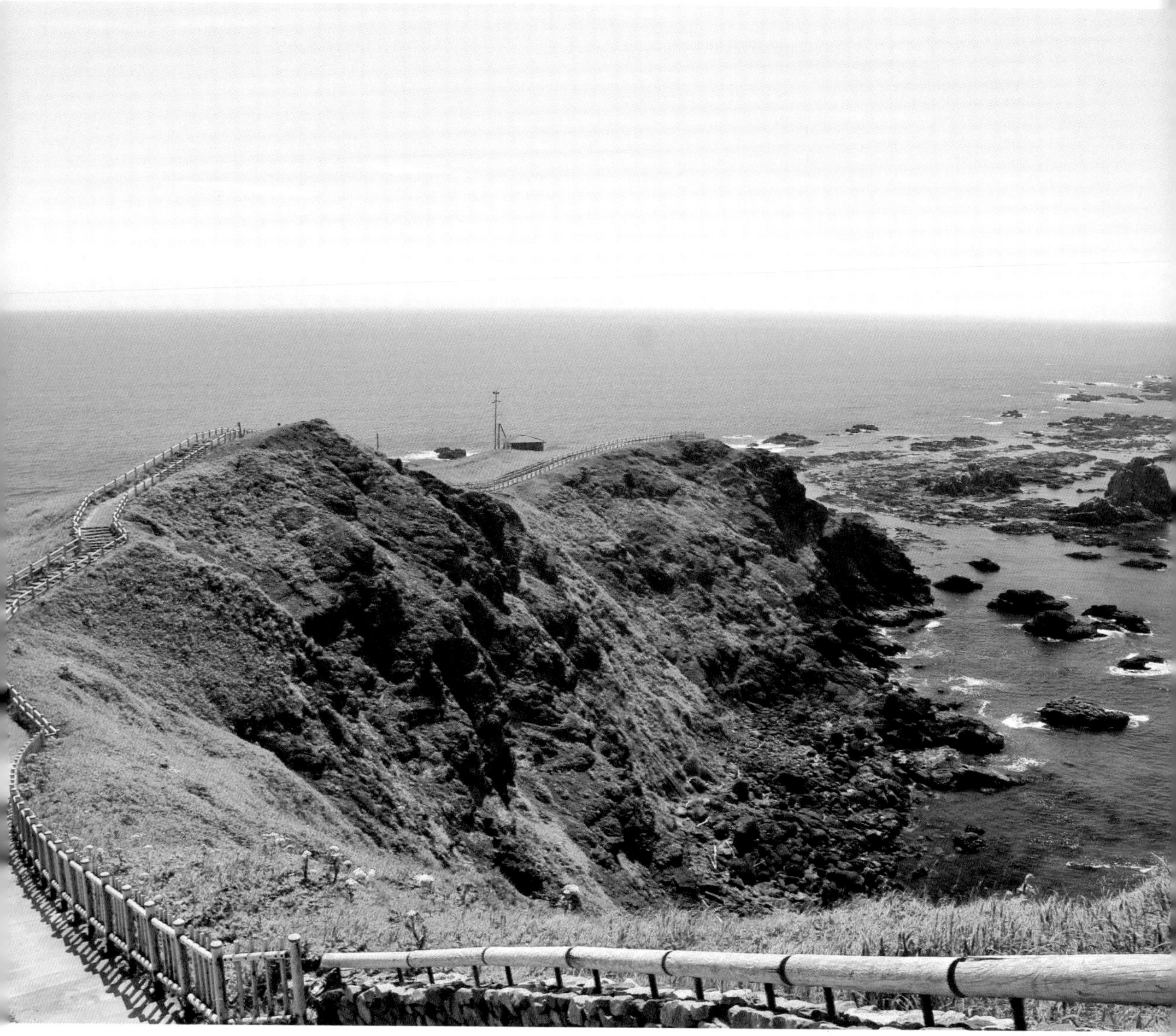

POINT

繊細な人や感受性が強い人は、ちょっとしたことで落ち込んでしまい、自律神経のバランスを崩しやすい傾向があります。そうした人には、爽快感のある風景写真や、自分がちっぽけな存在に思えてしまうほど広大な自然の写真を眺めるのがおすすめです。

北の岬から

風が空と海に溶けるのを眺めよう

落ち込んだときに見たい写真 ❷

豪快な水しぶきが生んだ大きな七色のアーチ

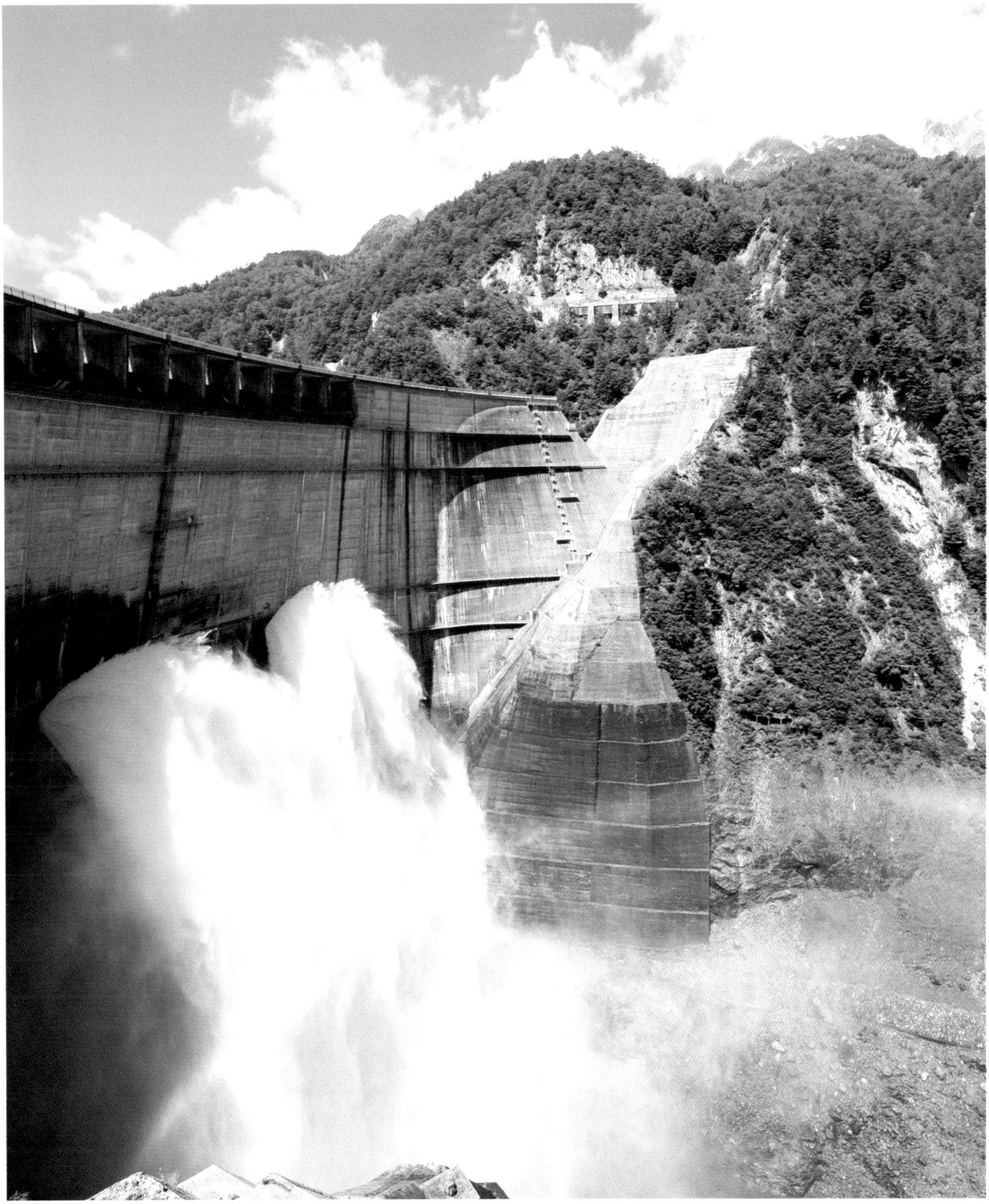

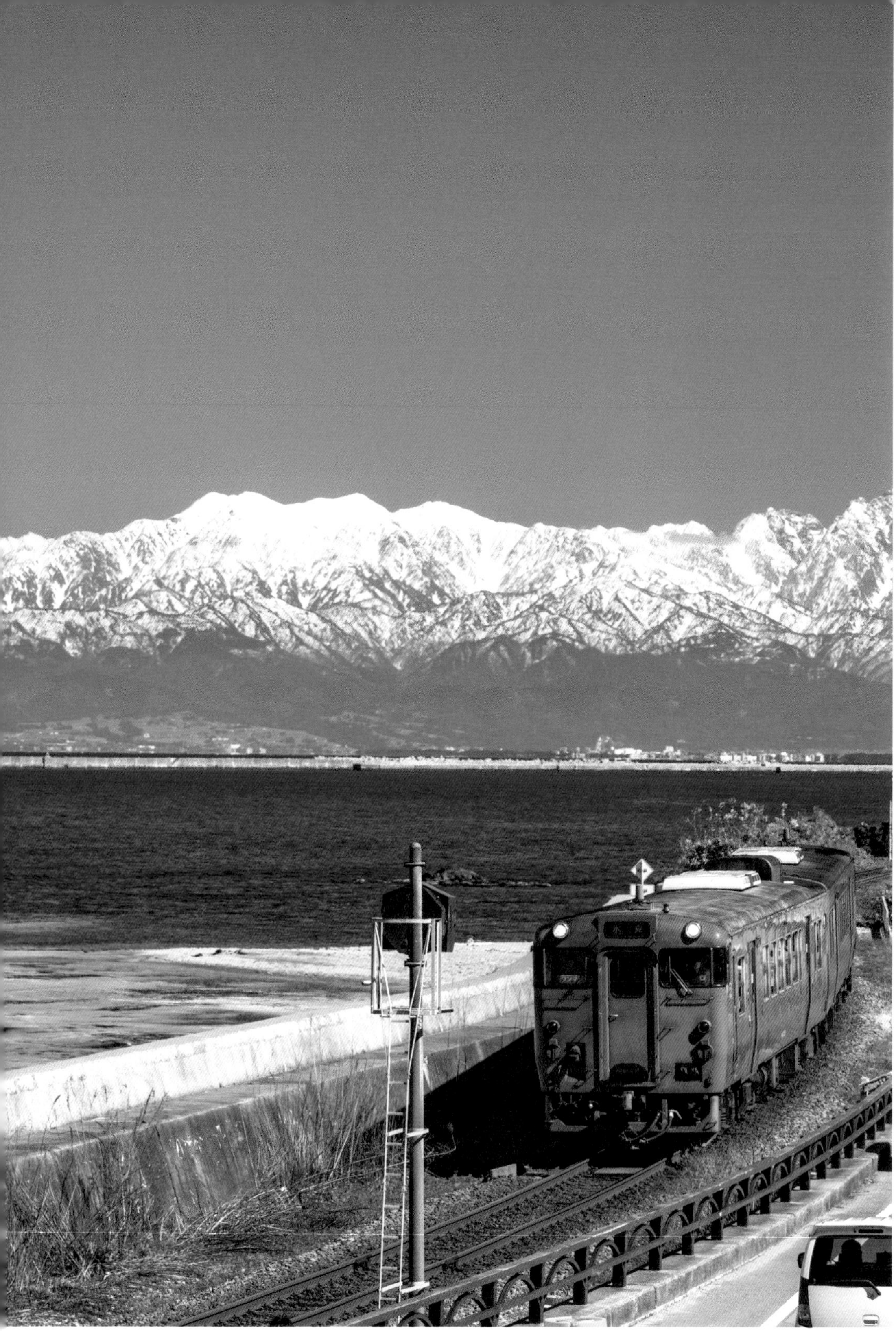

落ち込んだときに見たい写真 ❸

空と海に挟まれ爽快なブルーに染まった山々

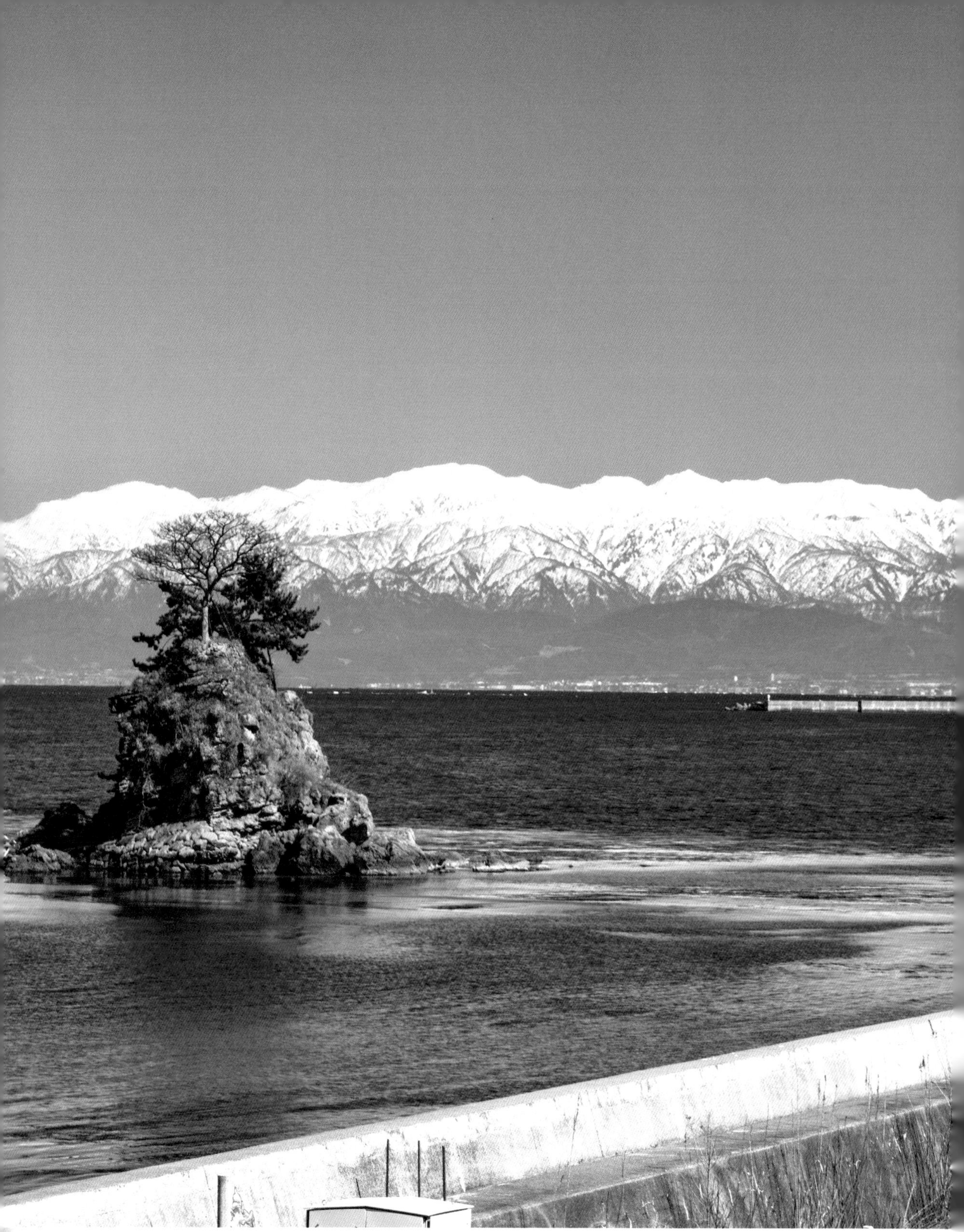

落ち込んだときに見たい写真 ④

美しすぎる光景を見ると神さまっているんだと思える

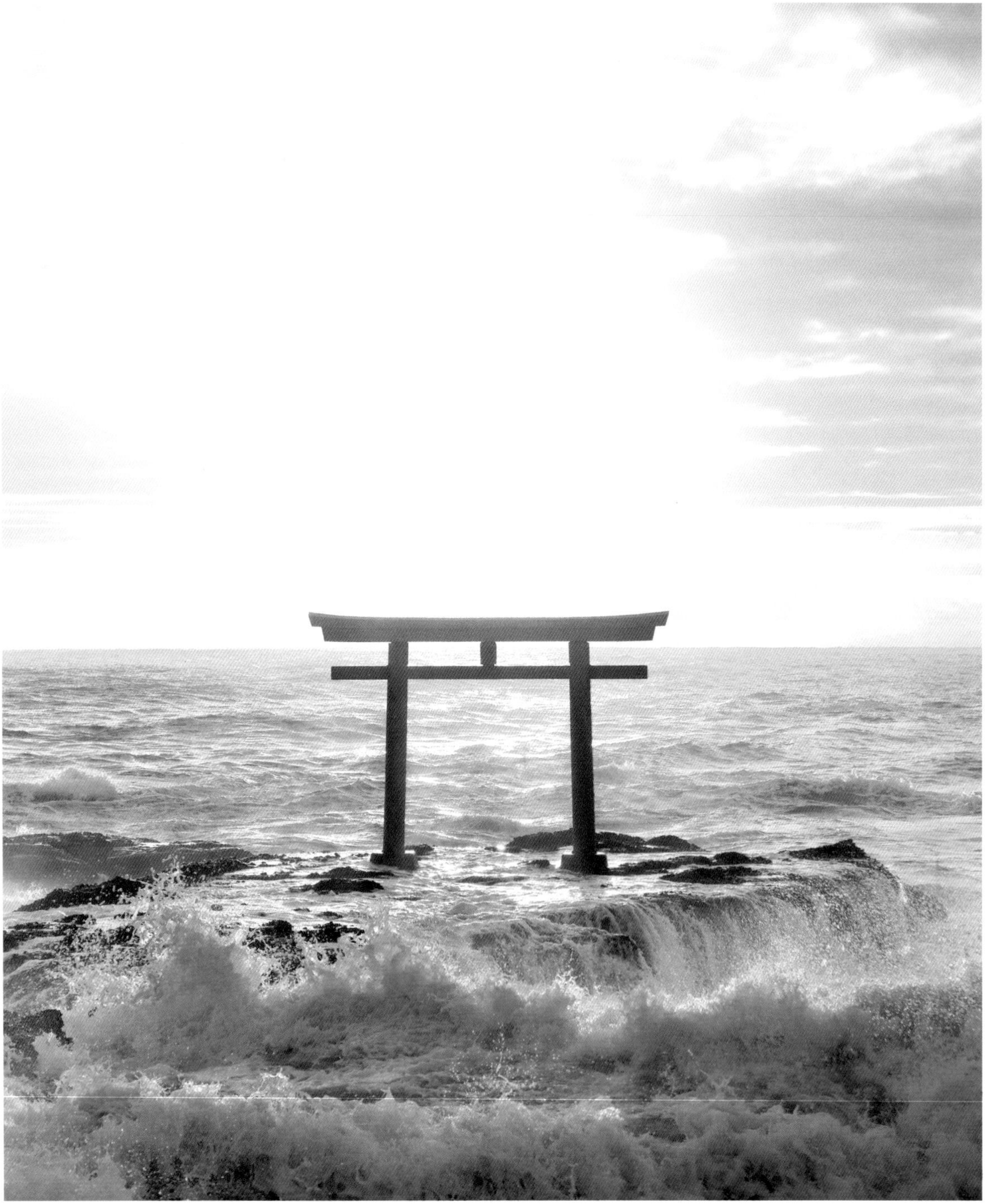

コバルトブルーの海のかなたに日本一の山が見える！

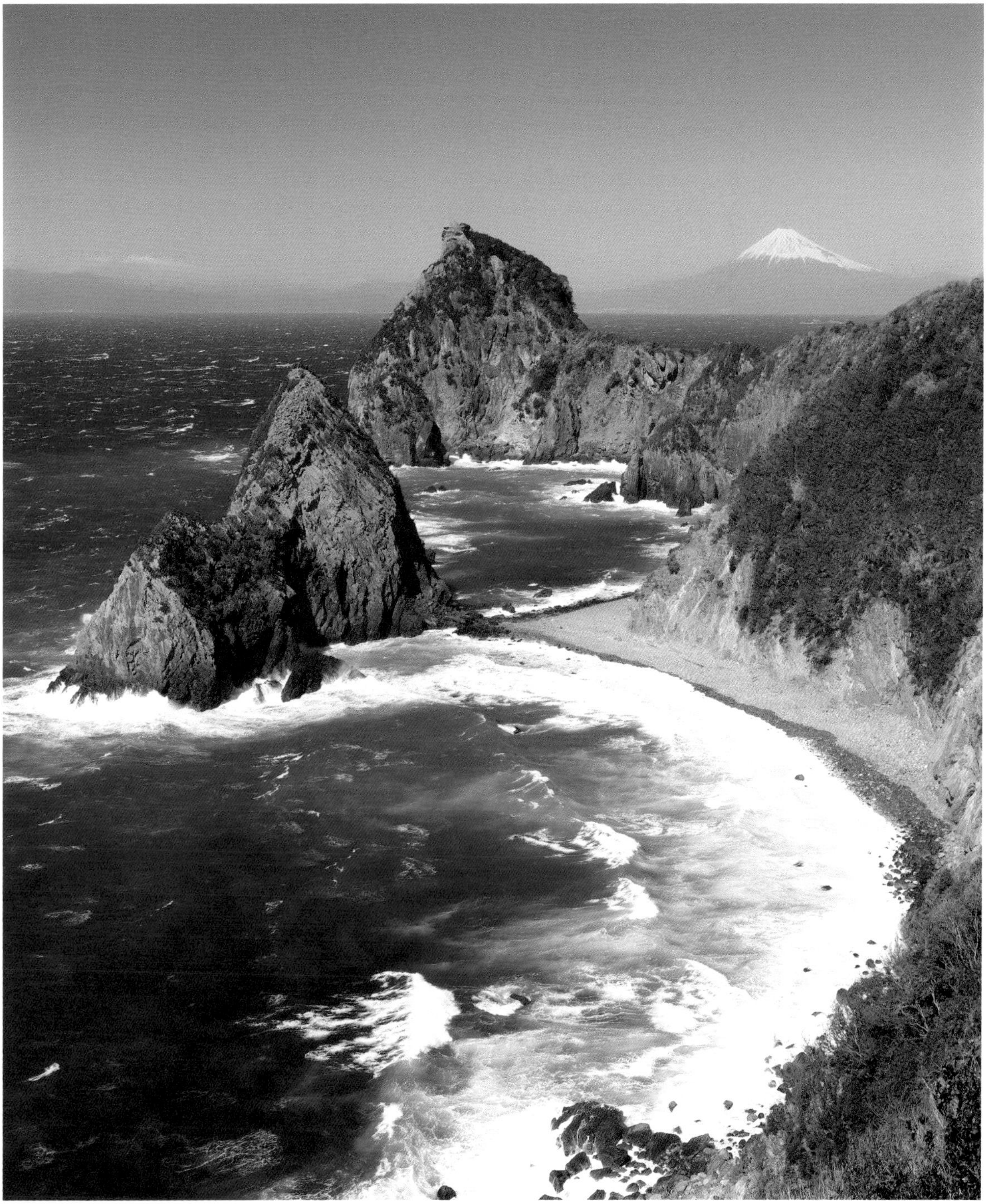

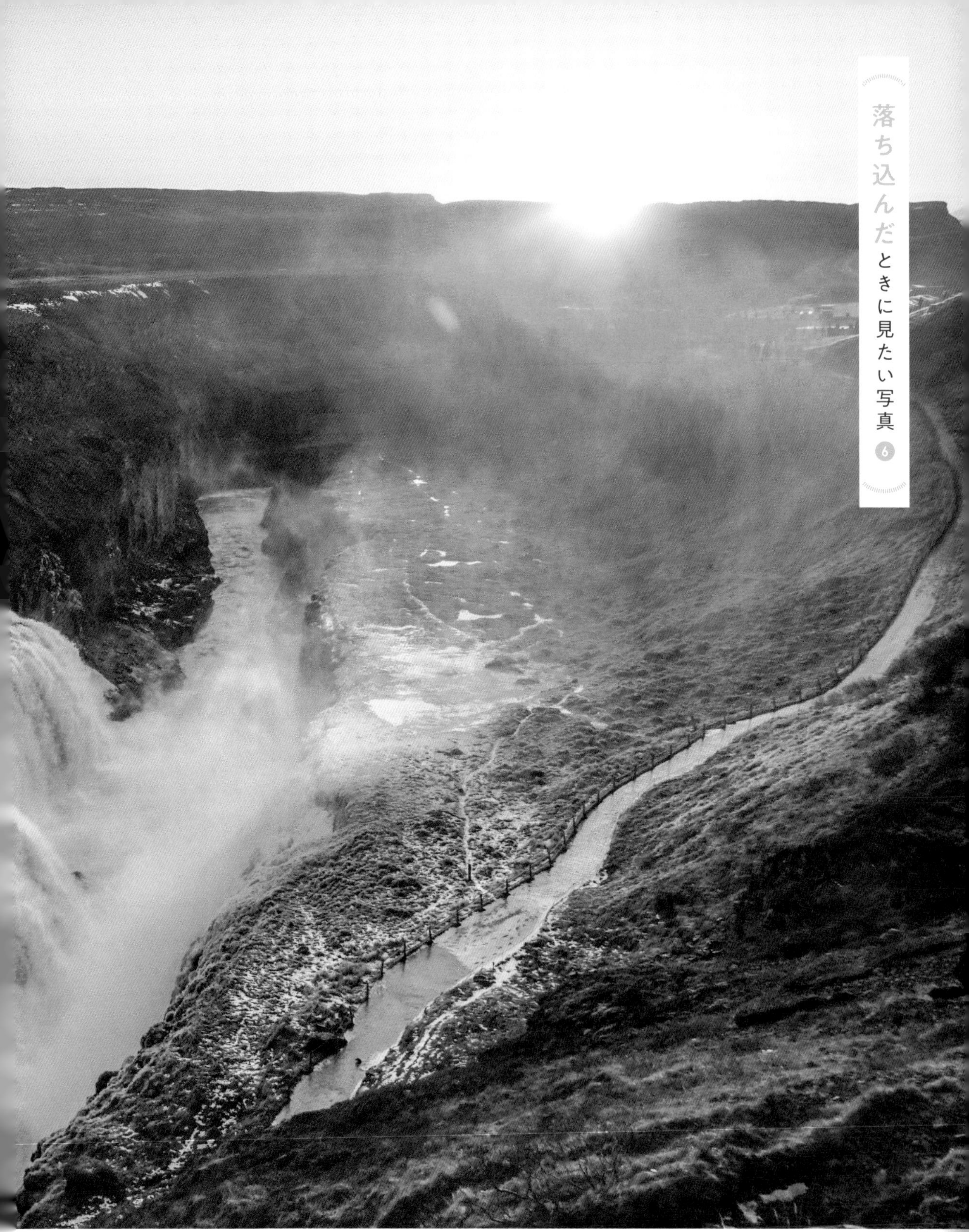

落ち込んだときに見たい写真 6

夜も眠らない大瀑布に

黄金色の日が昇る

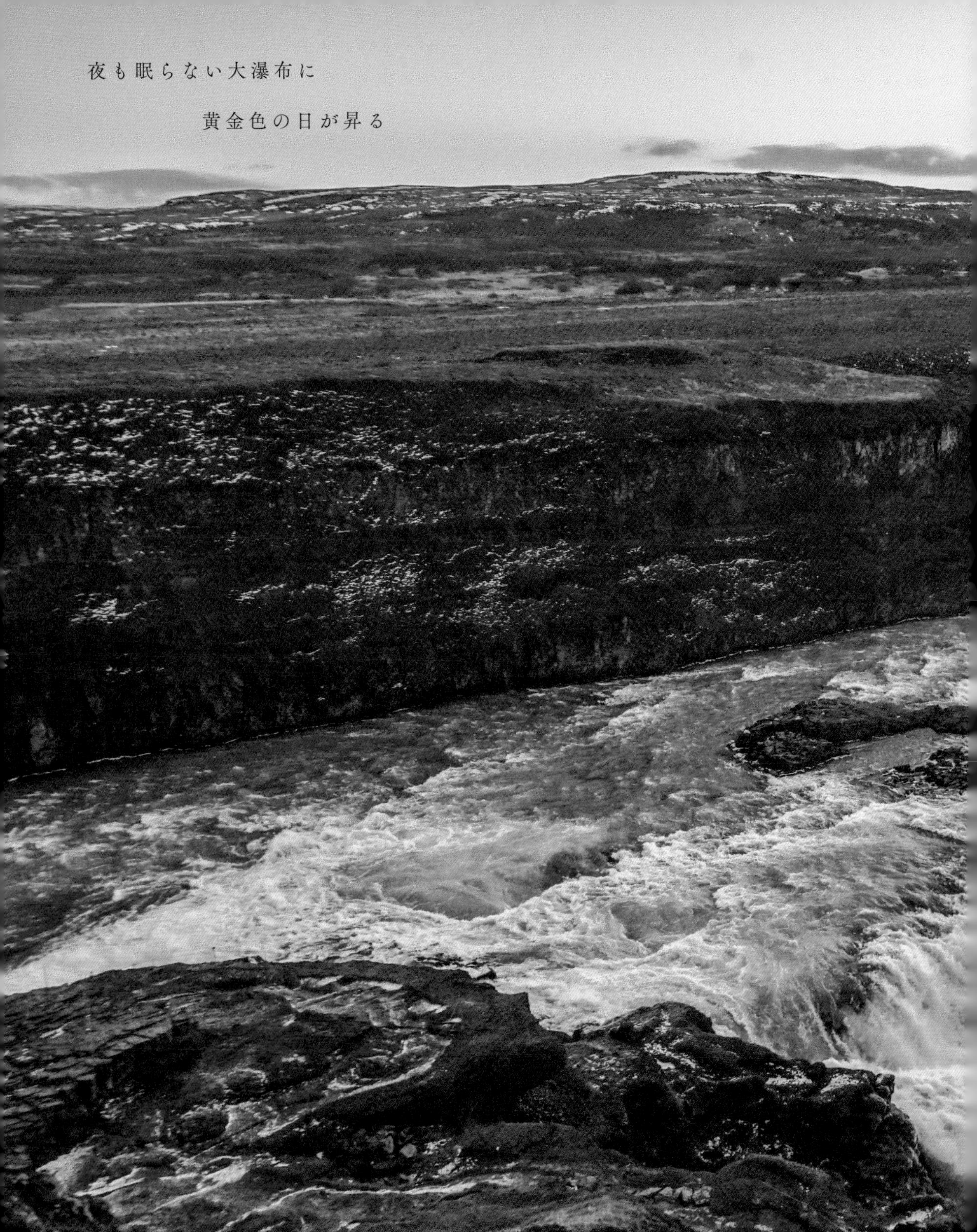

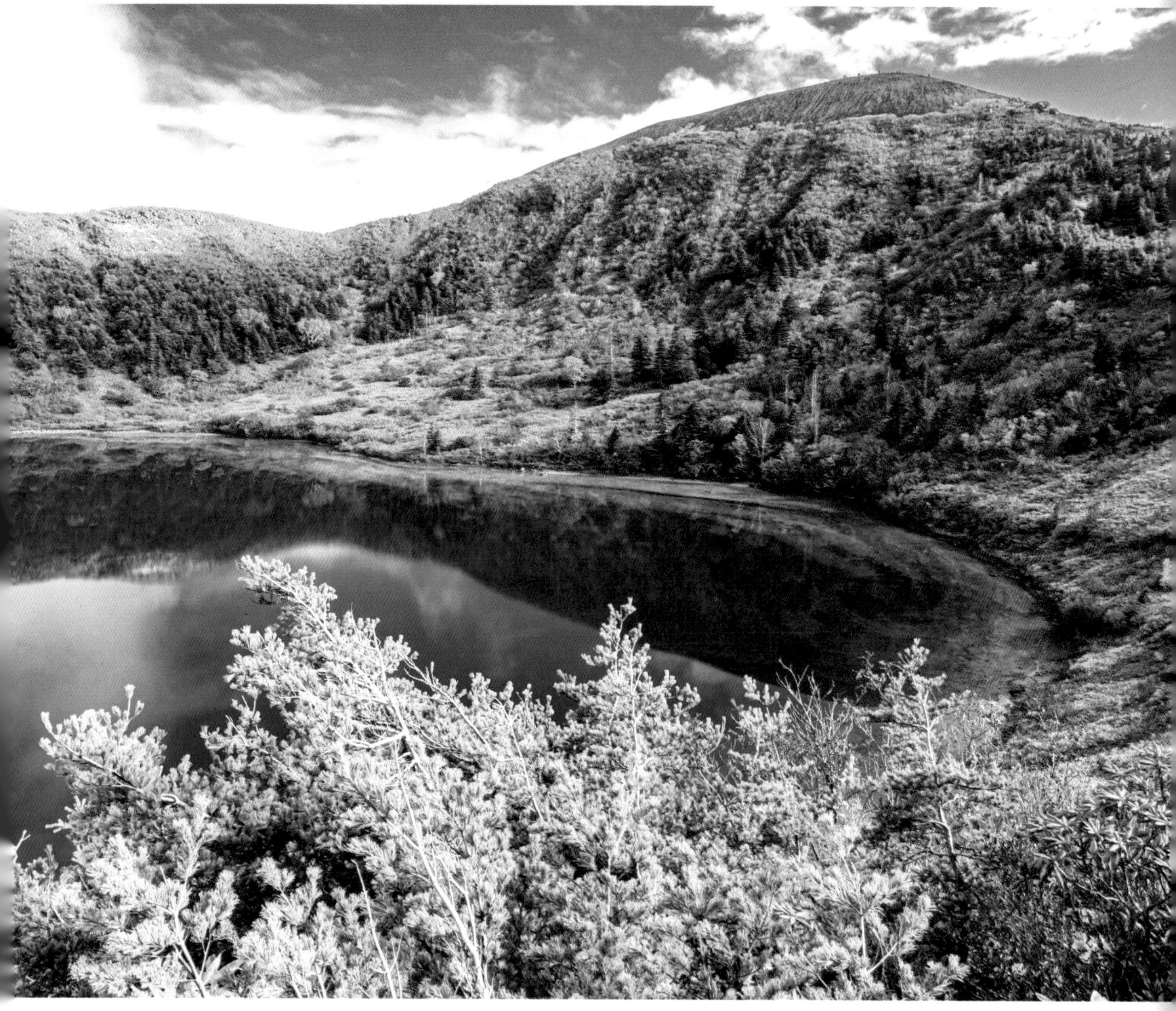

紅葉に燃える山を尻目に

深く青く静かな湖

落ち込んだときに見たい写真 8

暮秋に色づく木々の間を縫って湖から流れ出した水が滝になる

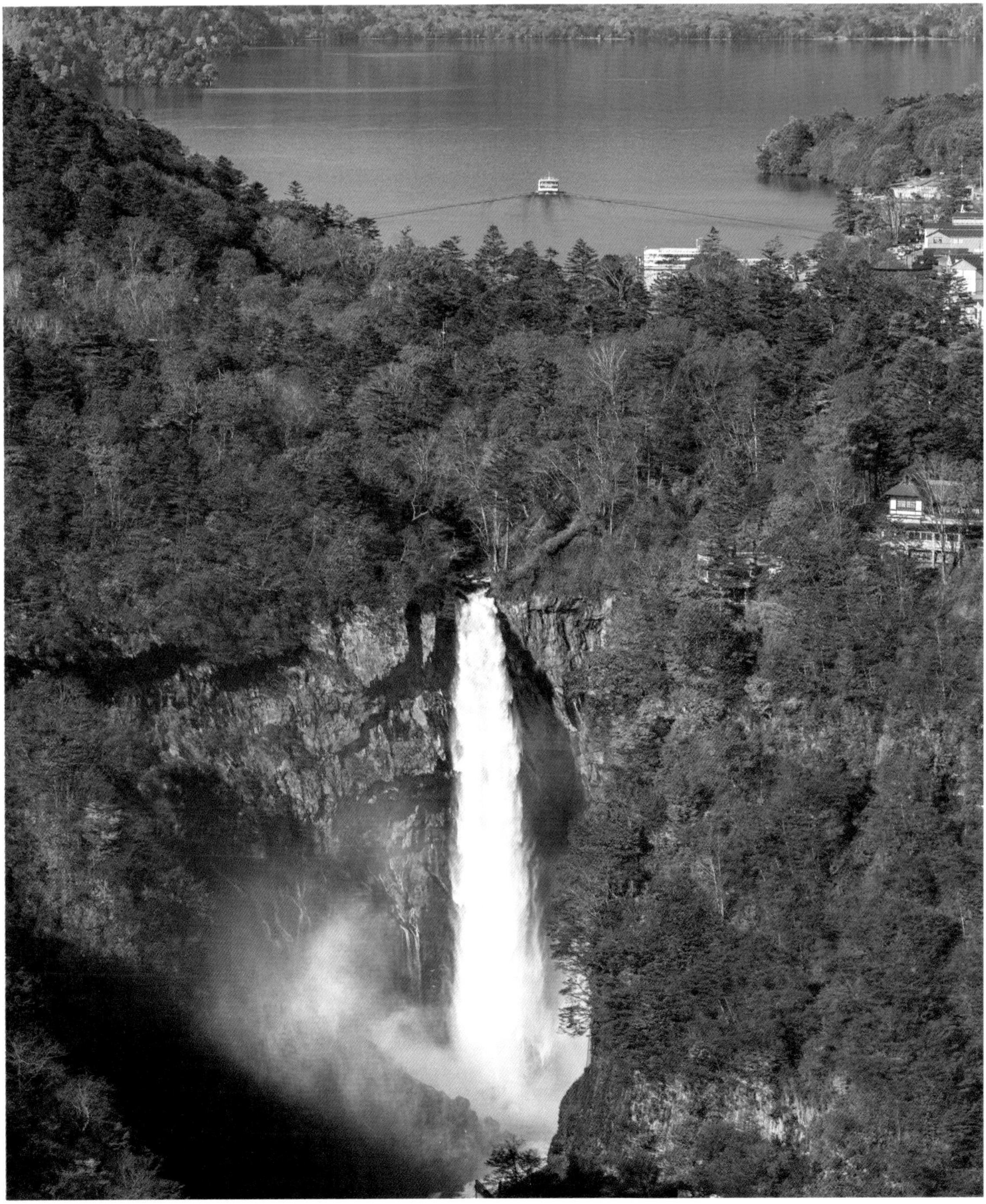

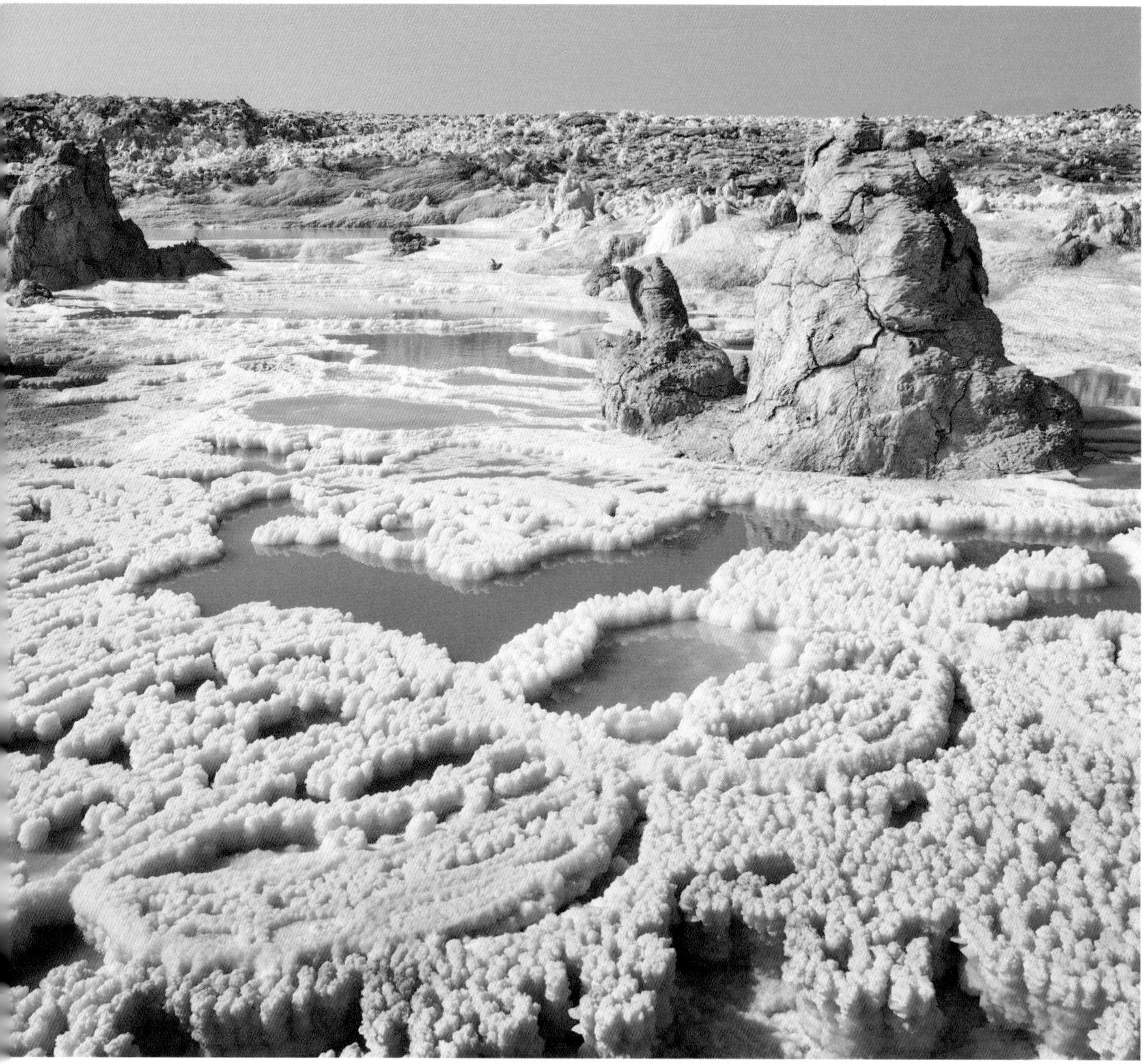

砂漠の火山が作り出した

色鮮やかな大地

俗世から隔絶された天空の修道院

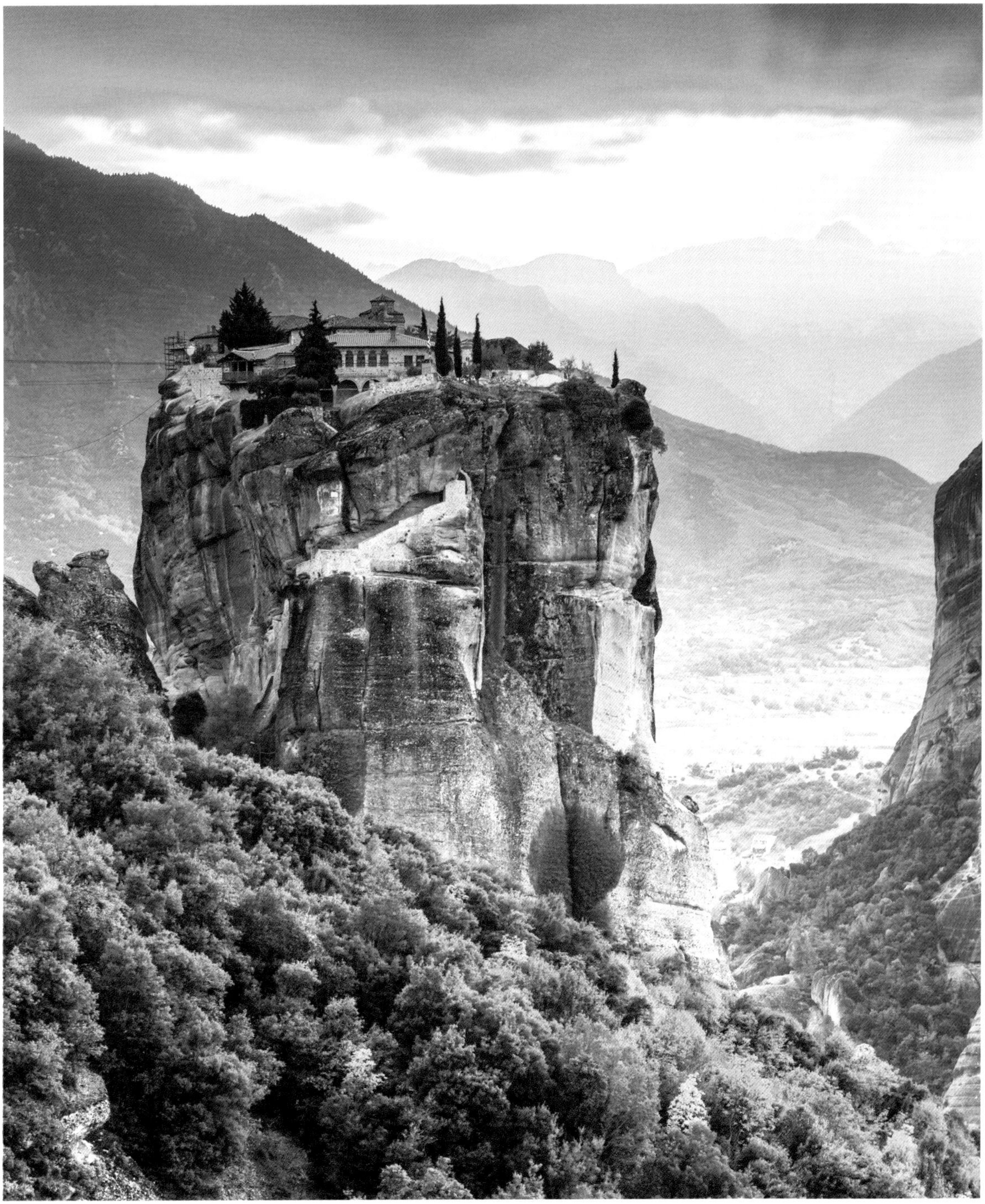

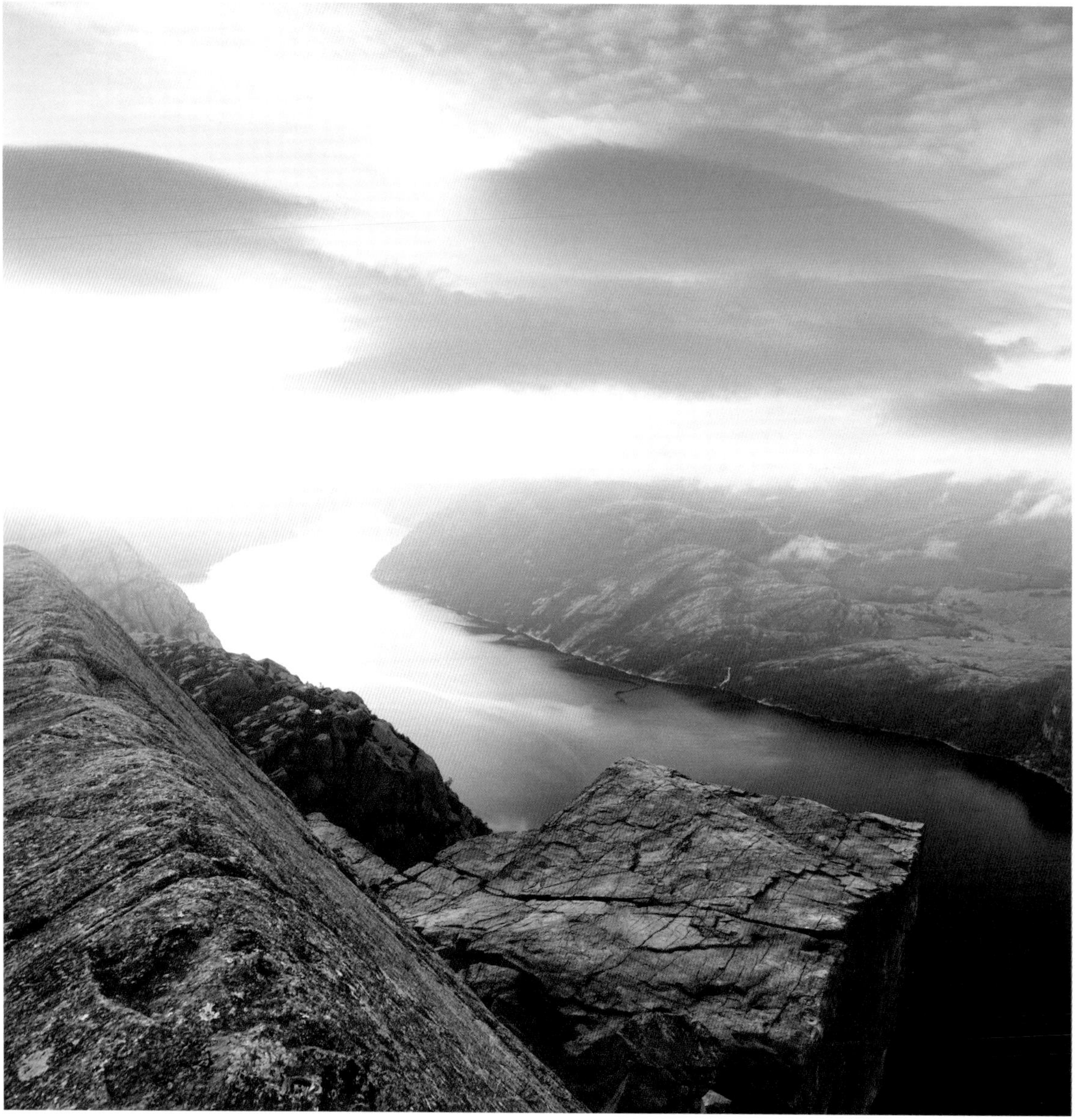

この断崖の地から

壮大な物語が始まりそう

落ち込んだときに見たい写真 ⑫

石を割って大空へと伸びる力強い生命力

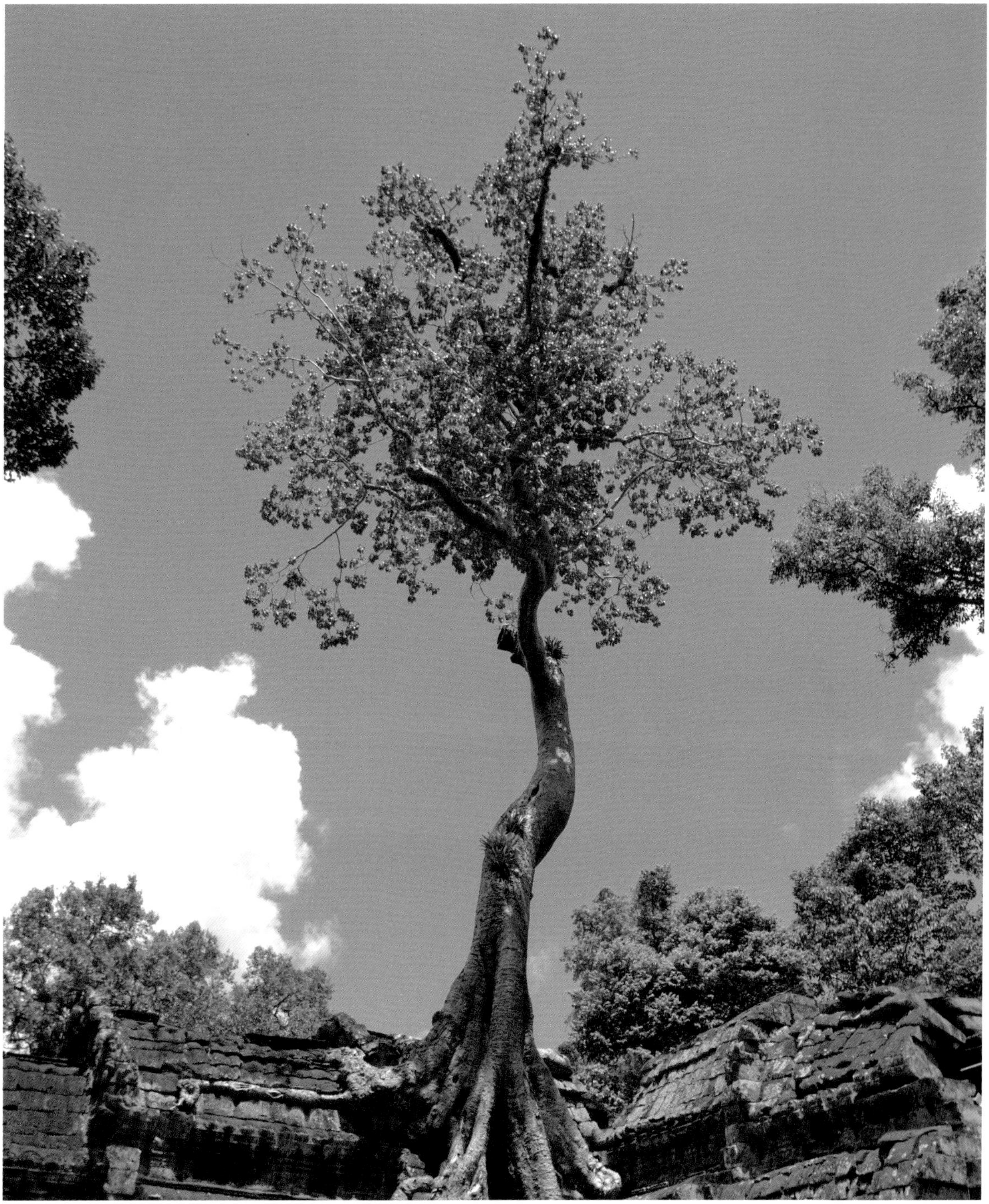

落ち込んだときに見たい写真 13

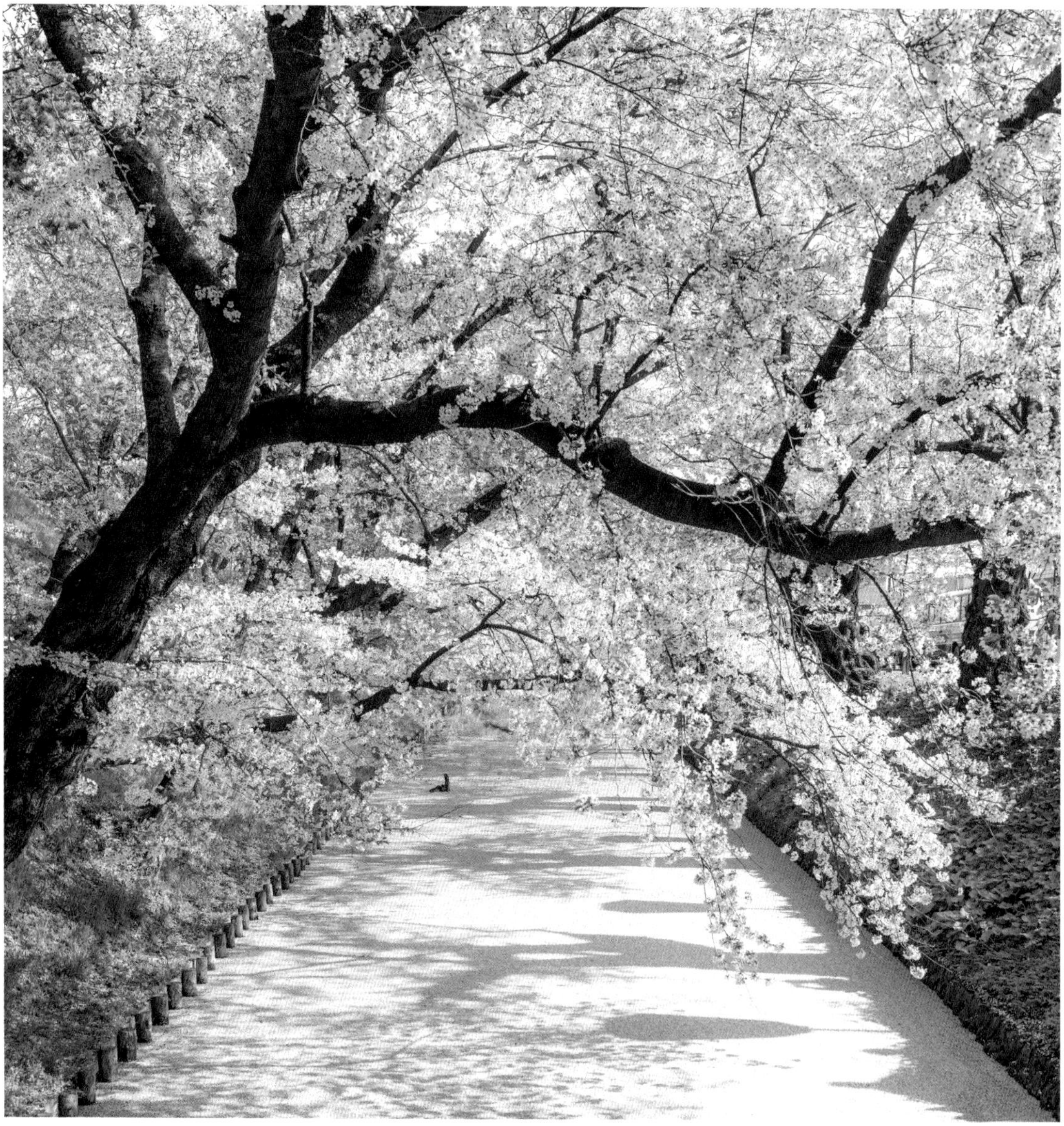

POINT

季節ごとに美しい姿を見せてくれる花には、不安を和らげてくれる作用があります。園芸の趣味を始めるのも素敵ですが、毎日忙しい人には花の写真を眺めることをおすすめします。季節外れの花の写真なら、その花が咲く季節が待ち遠しくなるでしょう。

桜の花が散っても

花筏《はないかだ》が楽しませてくれる

せせらぎの音色を聴きながら薄紫のカーテンに見とれる

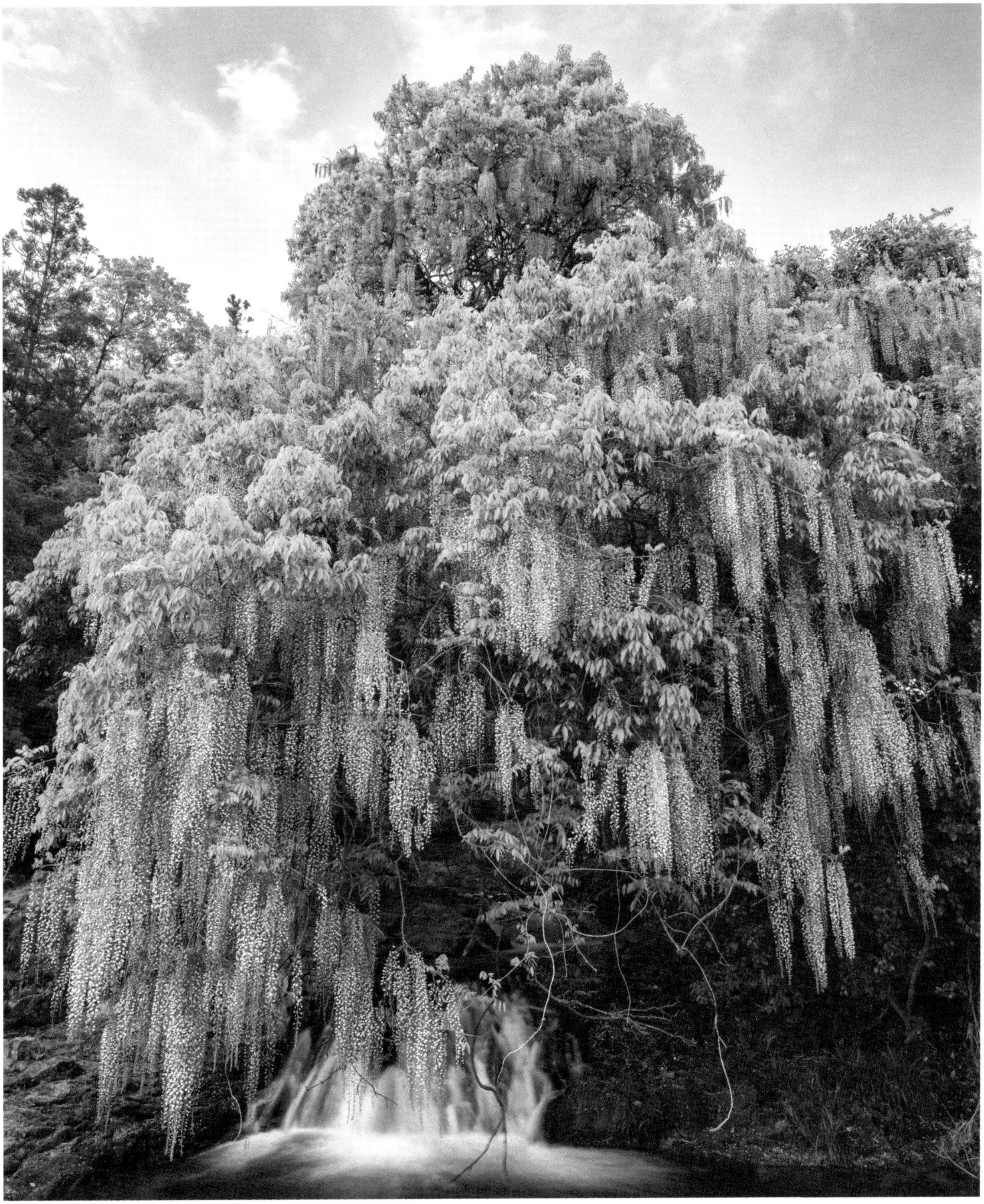

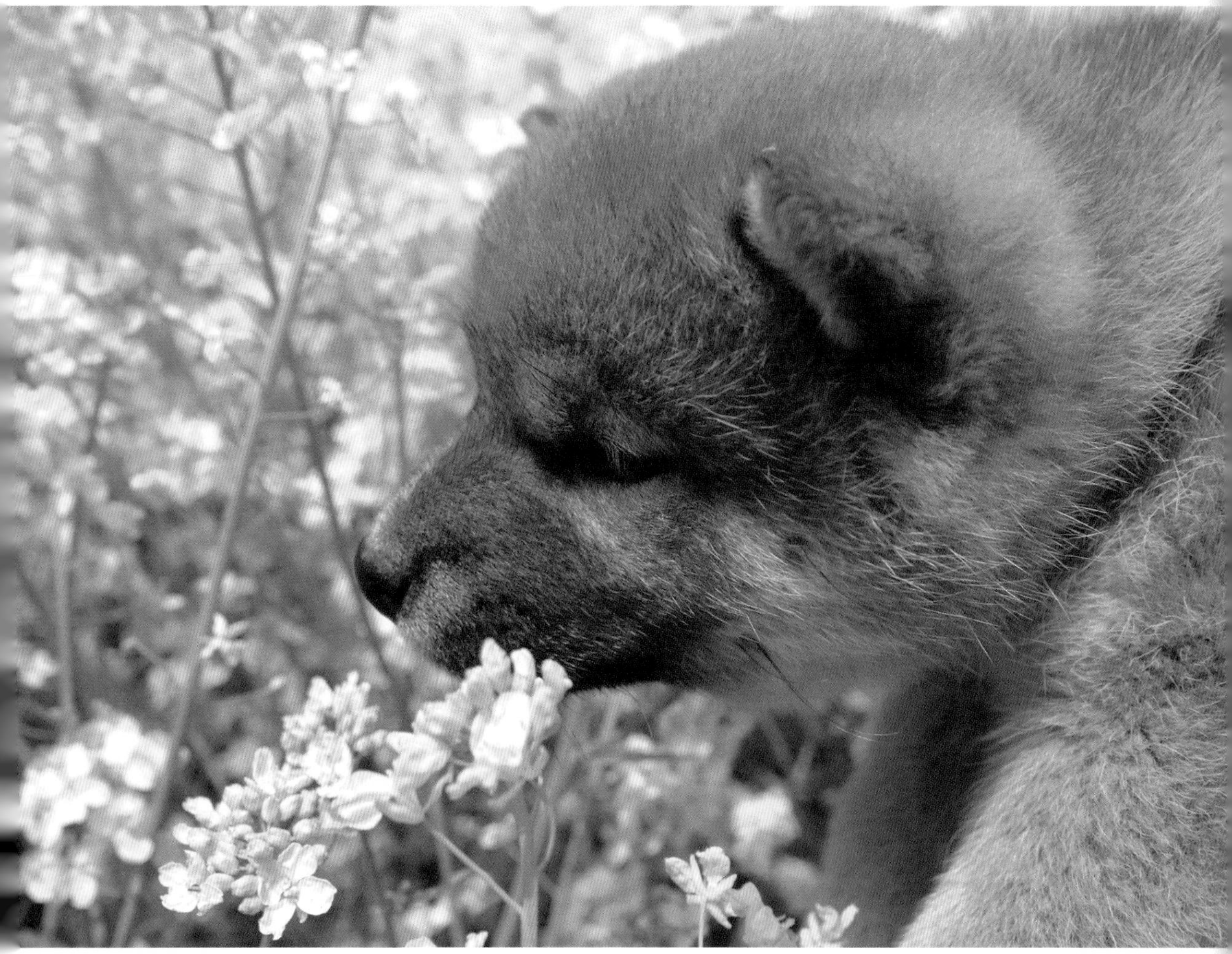

もしかして生まれて初めての菜の花？

POINT

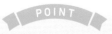

アニマルセラピーという治療法があるように、長い歴史のなかで「人類の相棒」だった犬や馬がもたらしてくれる安心感は格別です。最近はそのかわいらしさで、猫も相棒の仲間入りをしています。気持ちを明るくしてくれる効果は、写真であっても十分です。

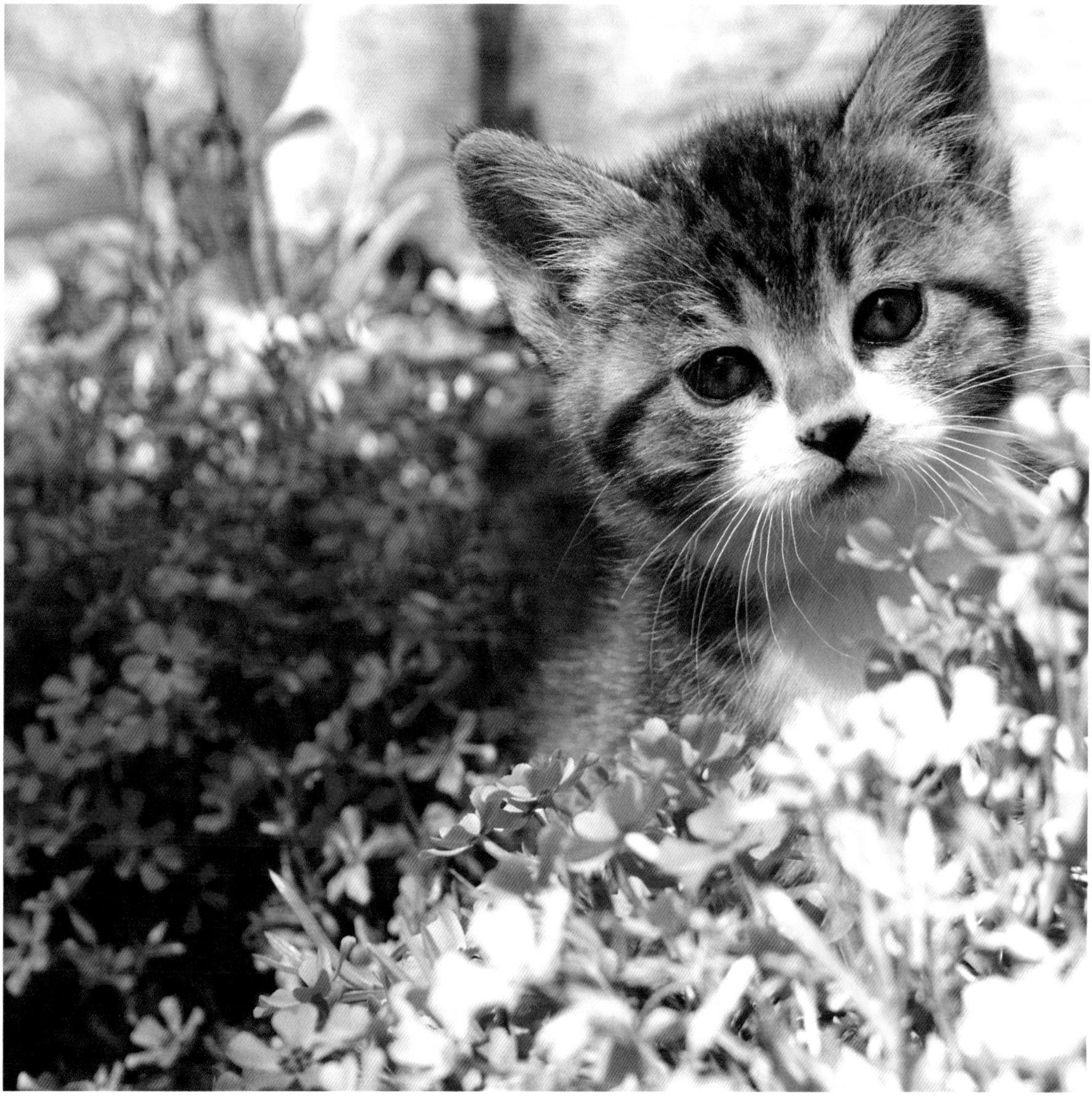

芝桜を見ていたら

猫ちゃんに見つめ返された！

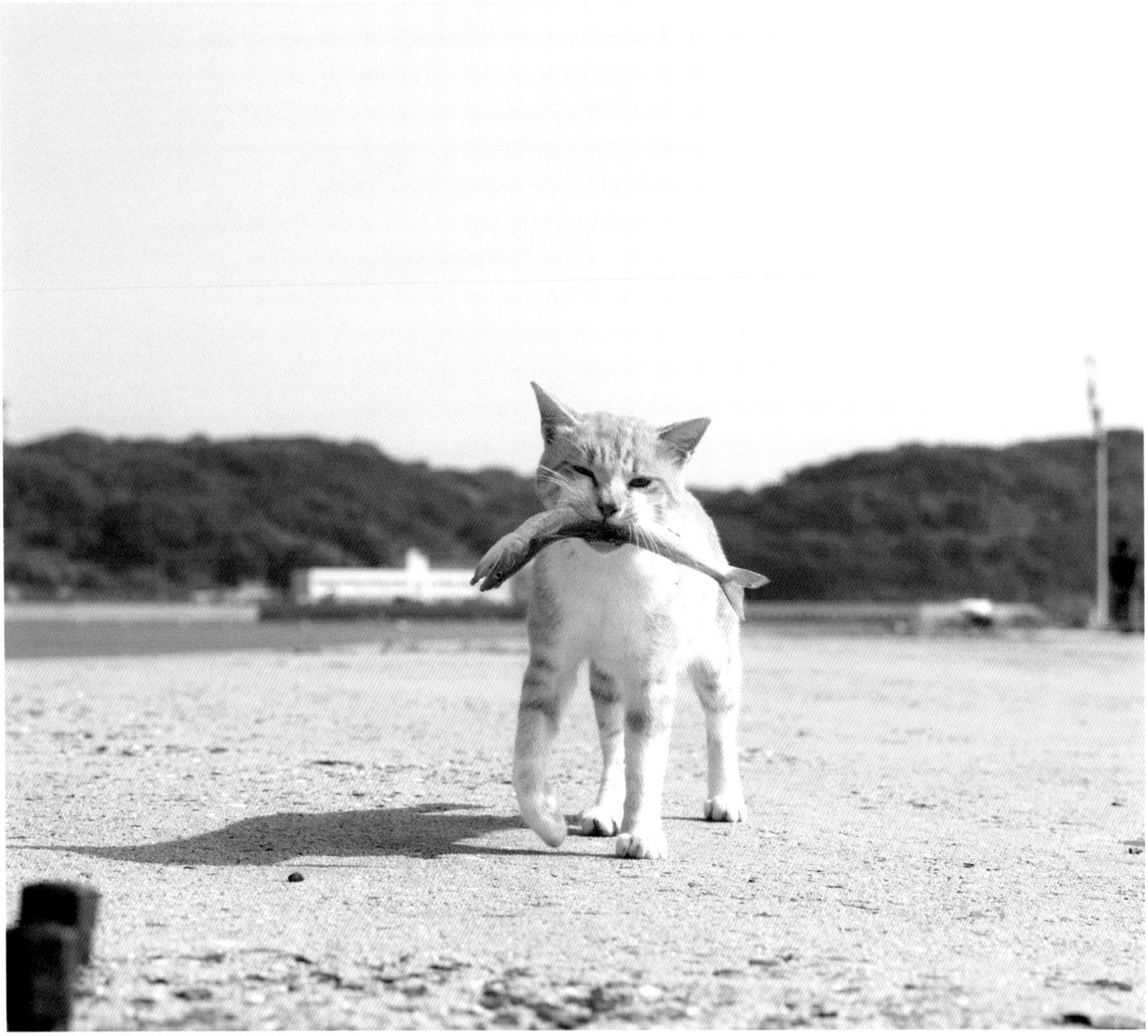

やさしい漁師さんから

お魚をもらったのかな？

シャーッてならないで

仲よくなろう

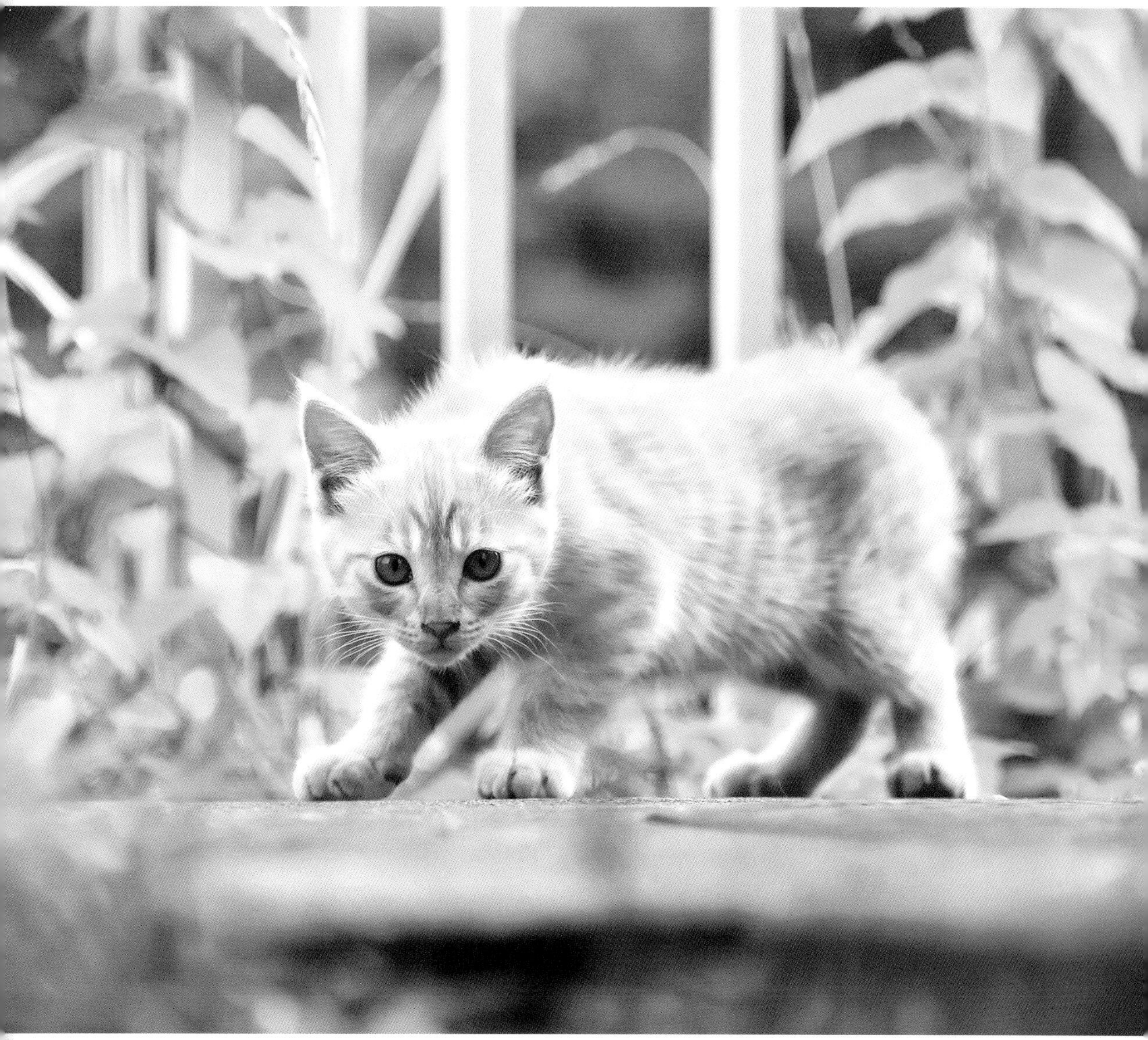

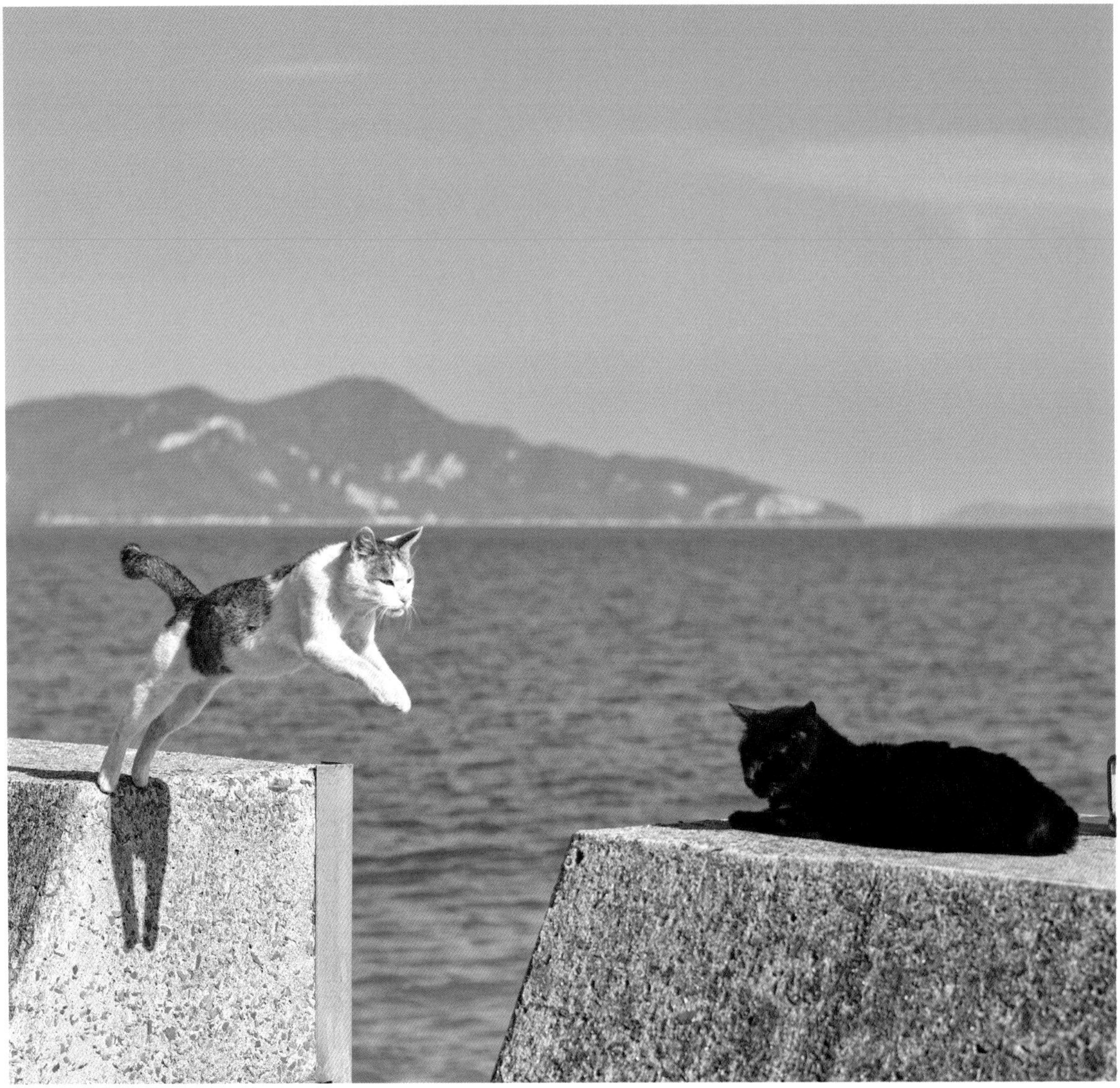

これくらいの距離ならぴょ〜〜ん

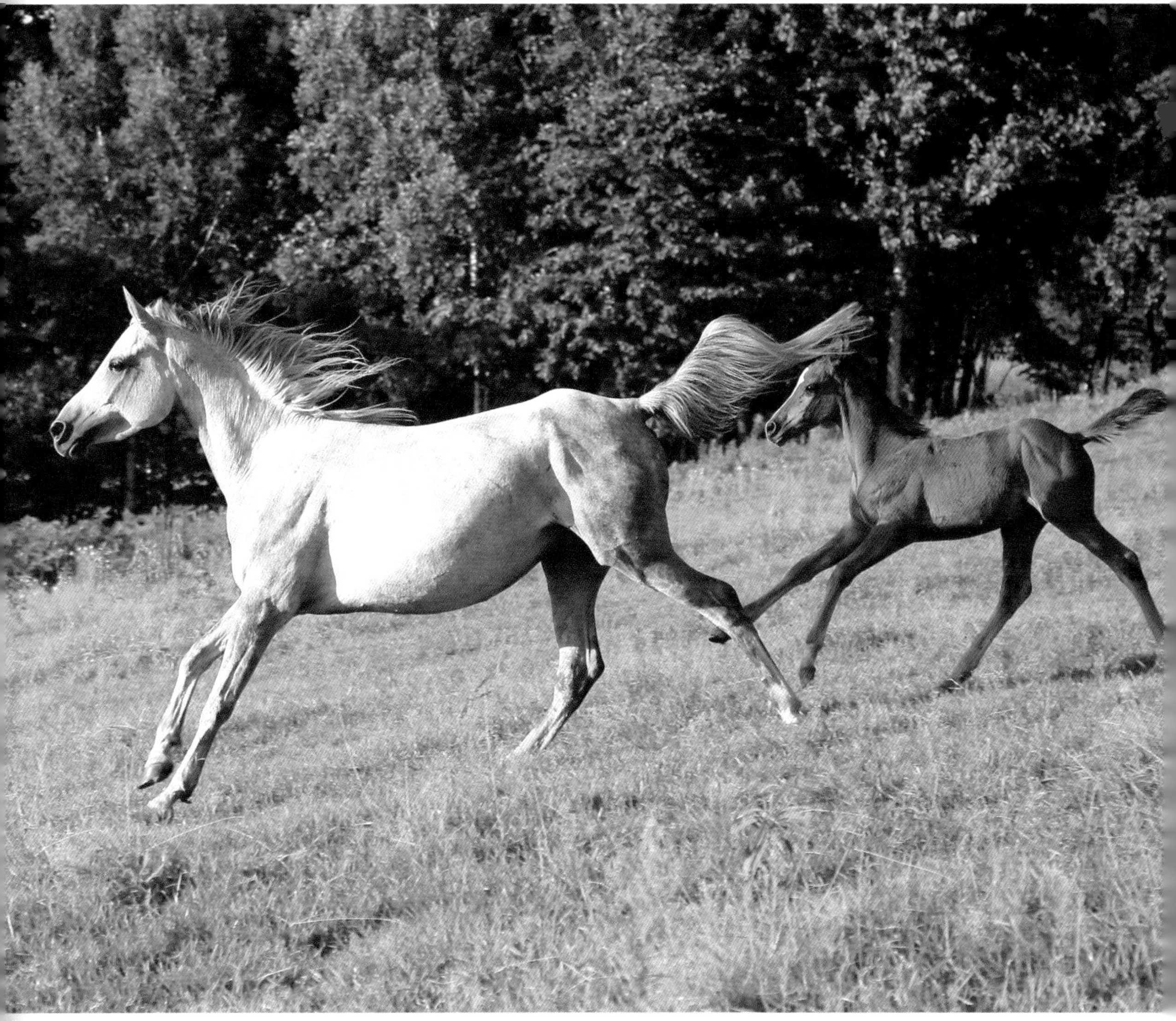

向こうの木まで今から競走だ～！

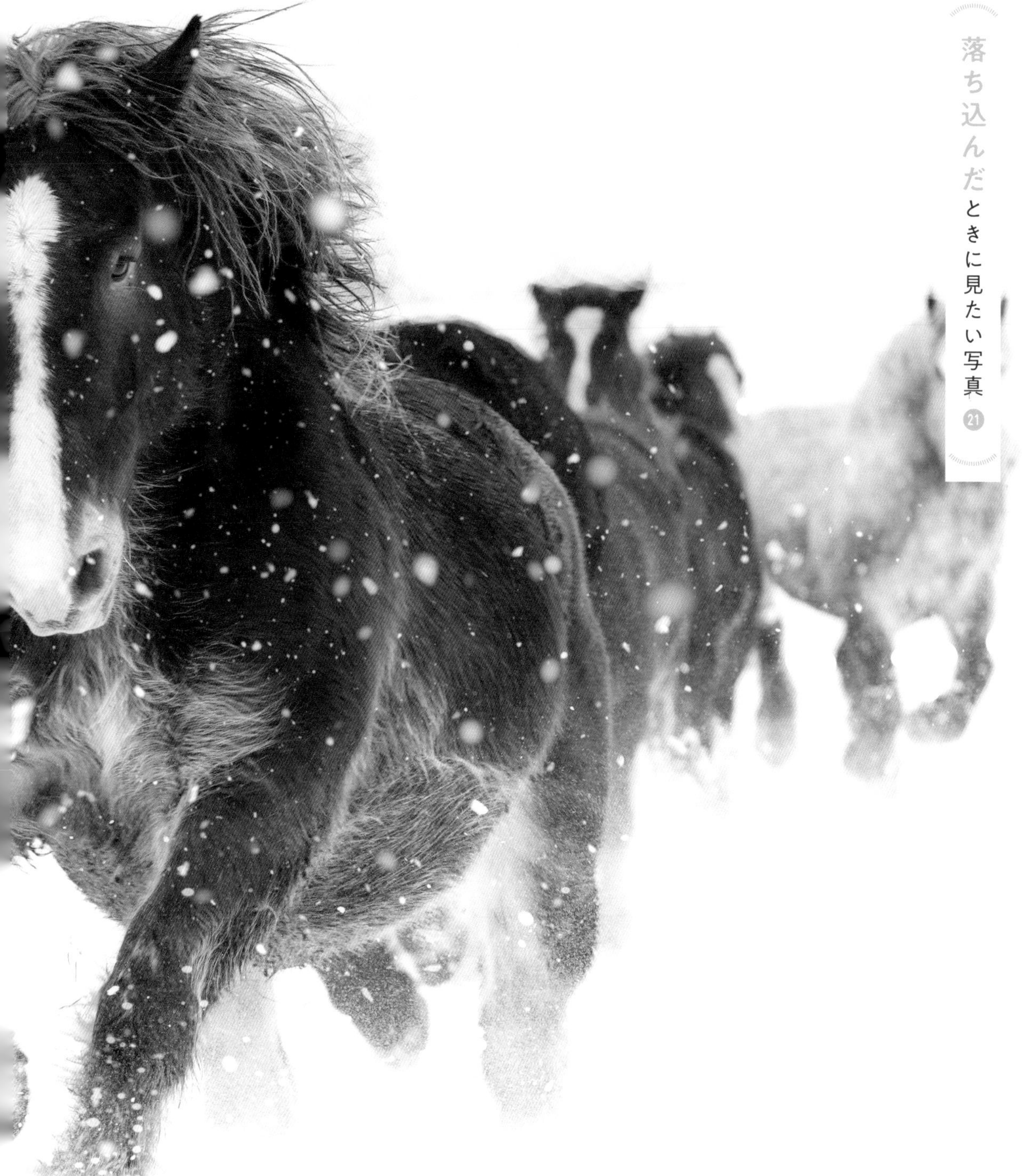

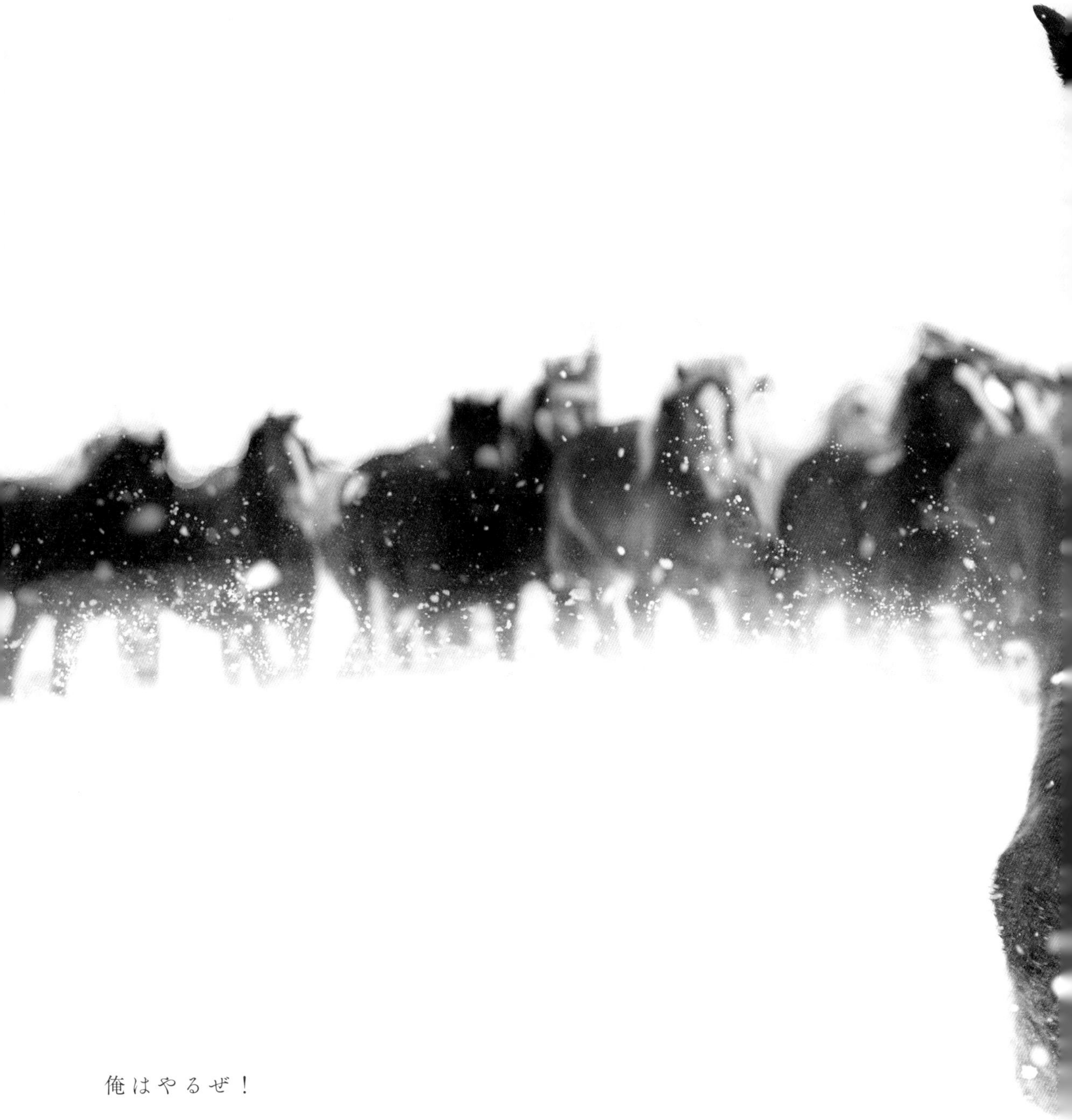

俺はやるぜ！

みんな、ついてこい

なぞり書きに挑戦 2

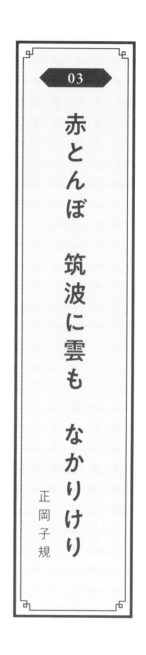

03

赤とんぼ　筑波に雲も　なかりけり

正岡子規

赤とんぼ
筑波に雲も　なかりけり

◆もう一回なぞり書きしてみよう

赤とんぼ
筑波に雲も　なかりけり

04

白牡丹と　いふといへども　紅ほのか

高浜虚子

白牡丹と　いふといへども
紅ほのか

◆もう一回なぞり書きしてみよう

白牡丹と　いふといへども
紅ほのか

05

赤い椿　白い椿と　落ちにけり

河《かわ》東《ひがし》碧《へき》梧《ご》桐《とう》

赤い椿
白い椿と
落ちにけり

◆もう一回なぞり書きしてみよう

赤い椿
白い椿と
落ちにけり

第3章

寝る前に見たい写真

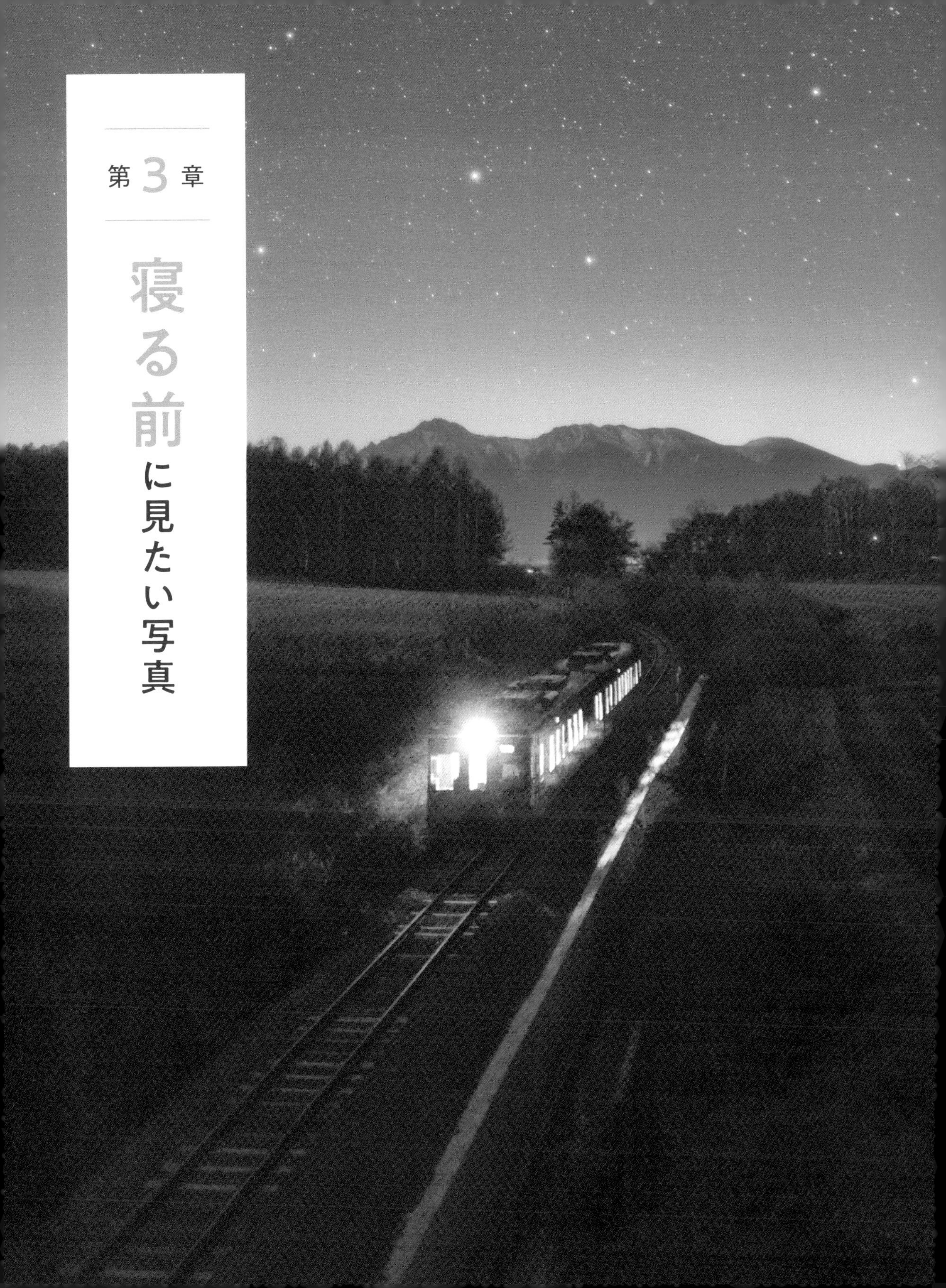

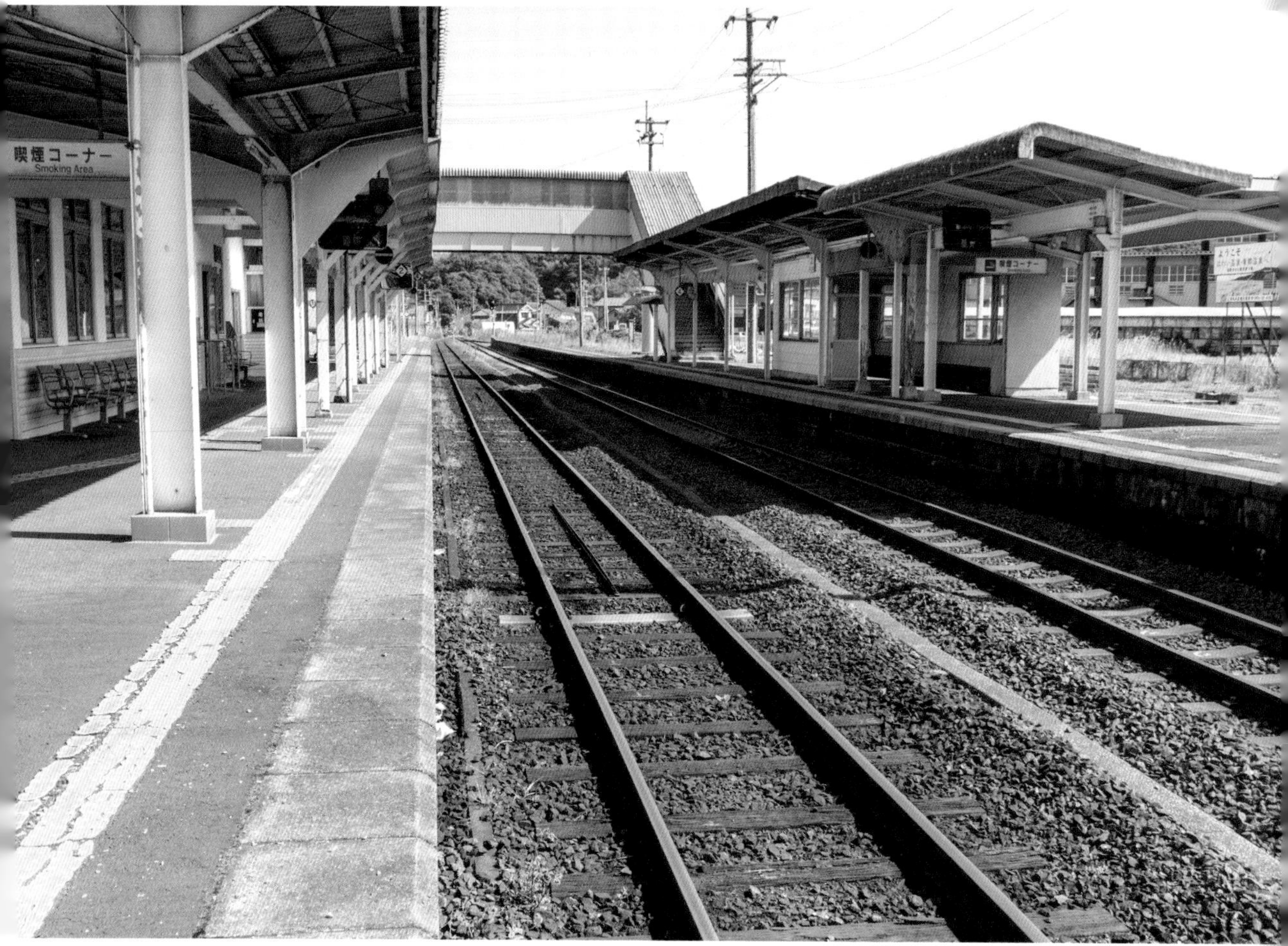

寝る前に見たい写真 ①

実家の最寄り駅も建て替え前はこんな風だった

POINT

過去を振り返り「懐かしい」と感じることは、副交感神経の働きを高めてくれます。そこでこの章では、自分の子どもの頃を思い出したり、なんとなくノスタルジーを感じたりする写真を眺めて、眠りに入るための準備をしましょう。

野良猫を追いかけて、通学路じゃない裏路地を歩いたなぁ

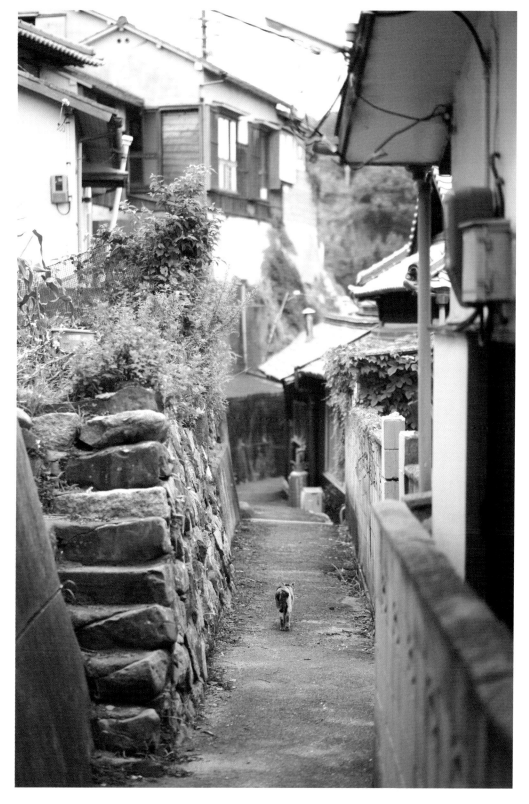

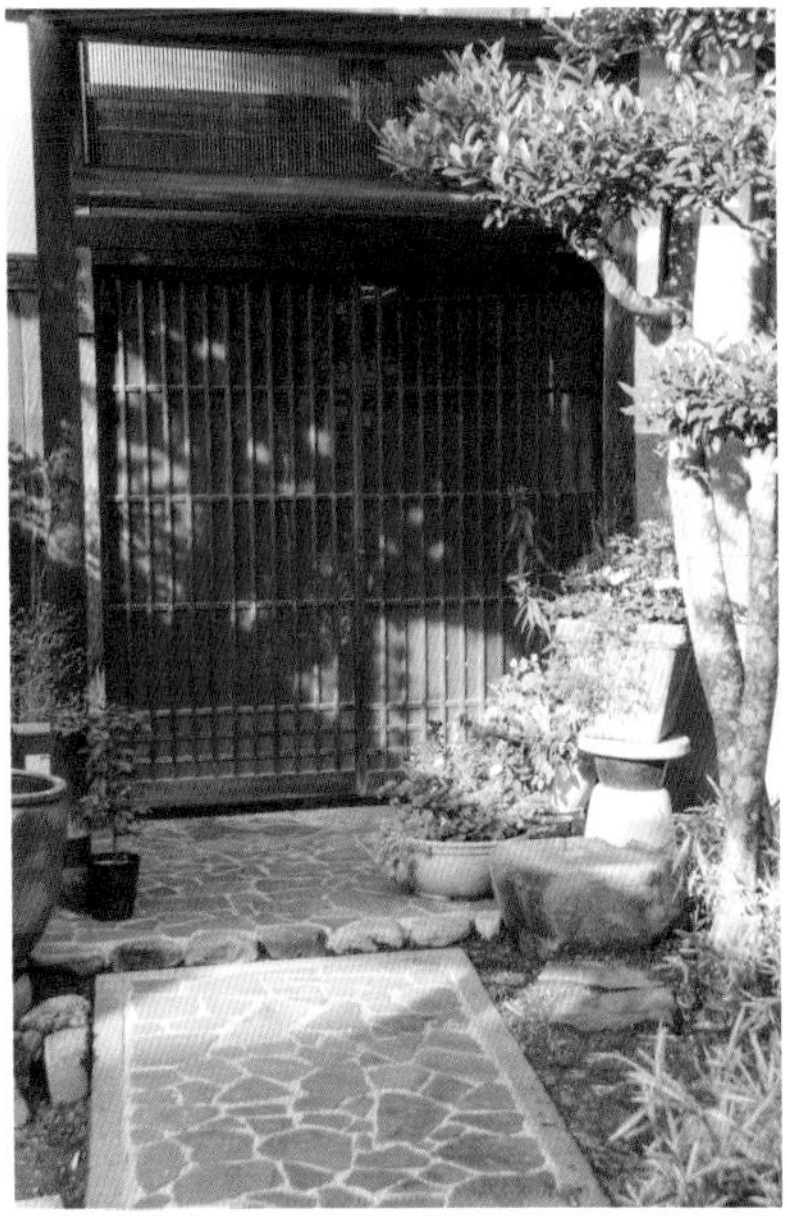

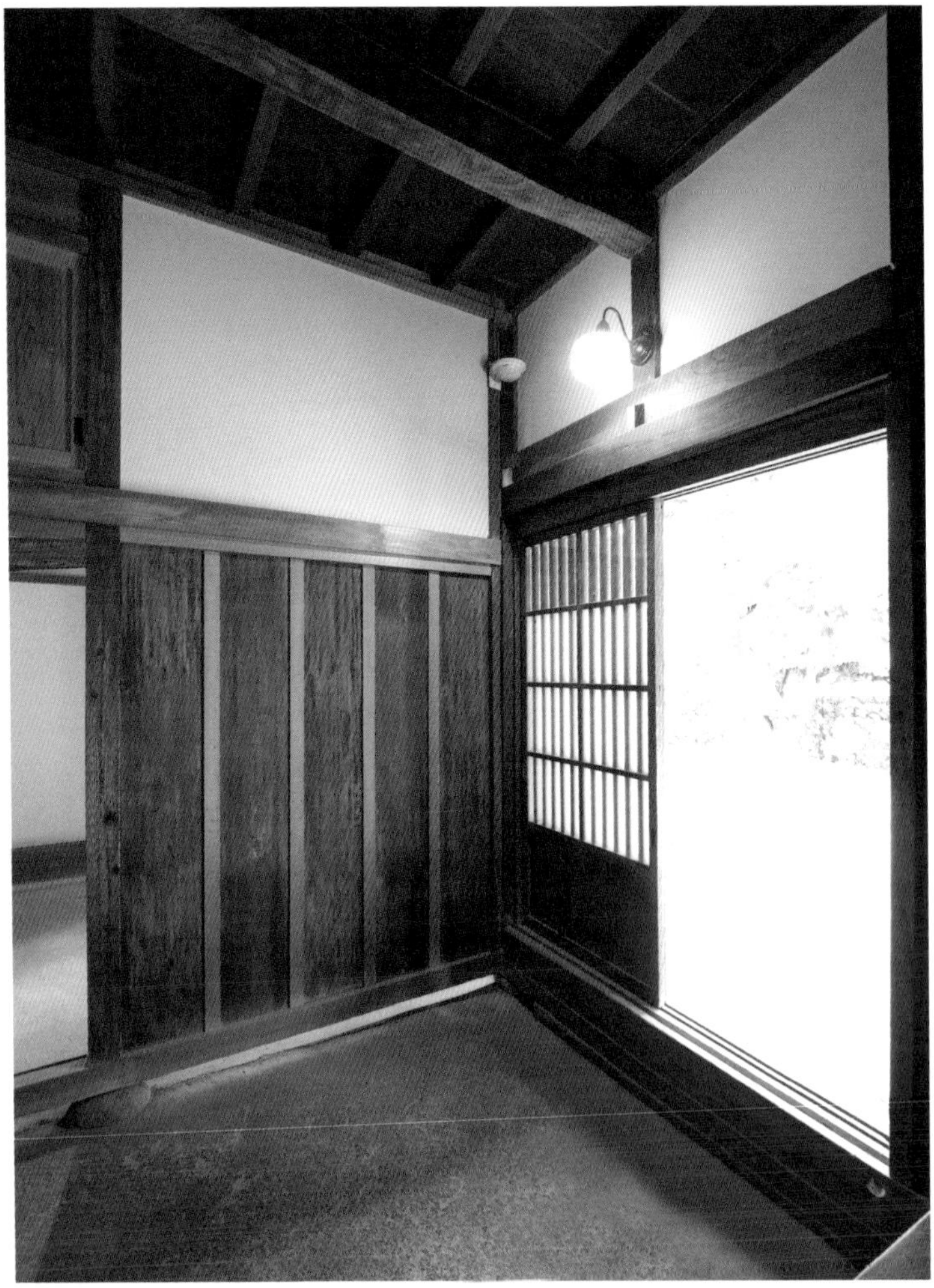

玄関の掃き掃除が
子どもの頃のお手伝いだった

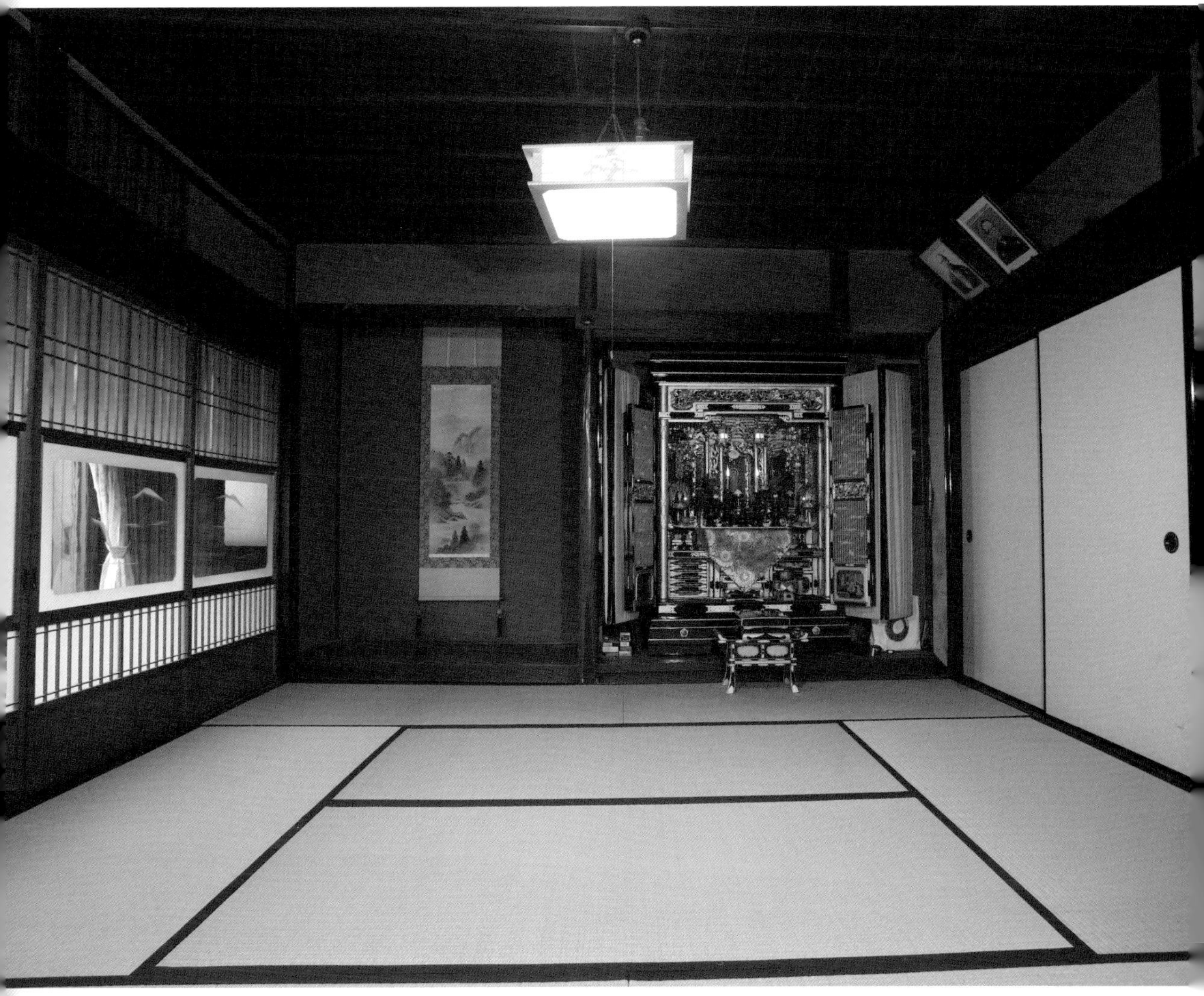

帰省したら真っ先に

ご先祖さまに手を合わせる

寝る前に見たい写真 5

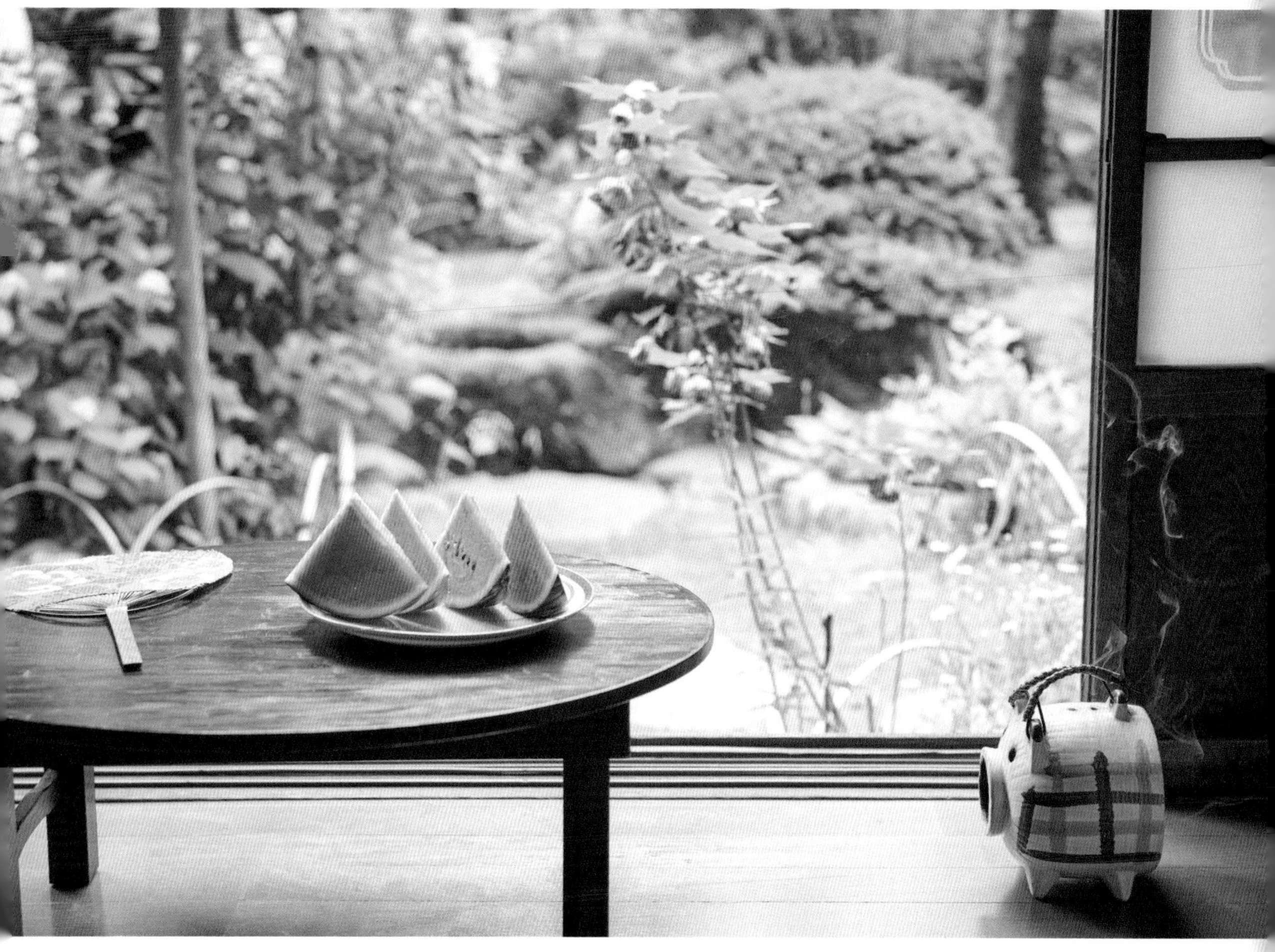

縁側で「日本の夏」を
満喫中

握りしめた小銭で

「幸せ」が買えた場所

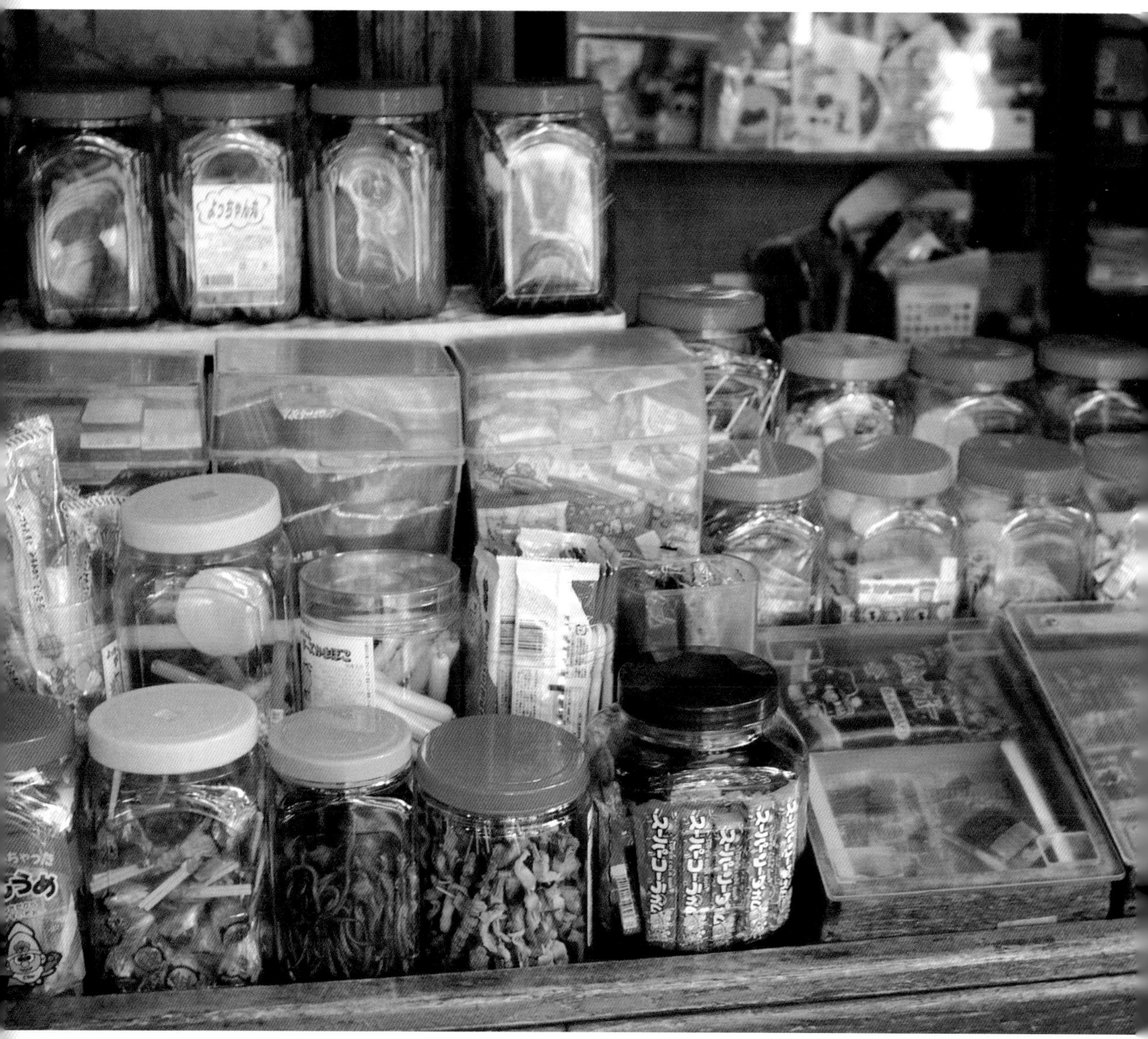

寝る前に見たい写真 7

稲穂が実った時期なら

黄金の海が見られたかな？

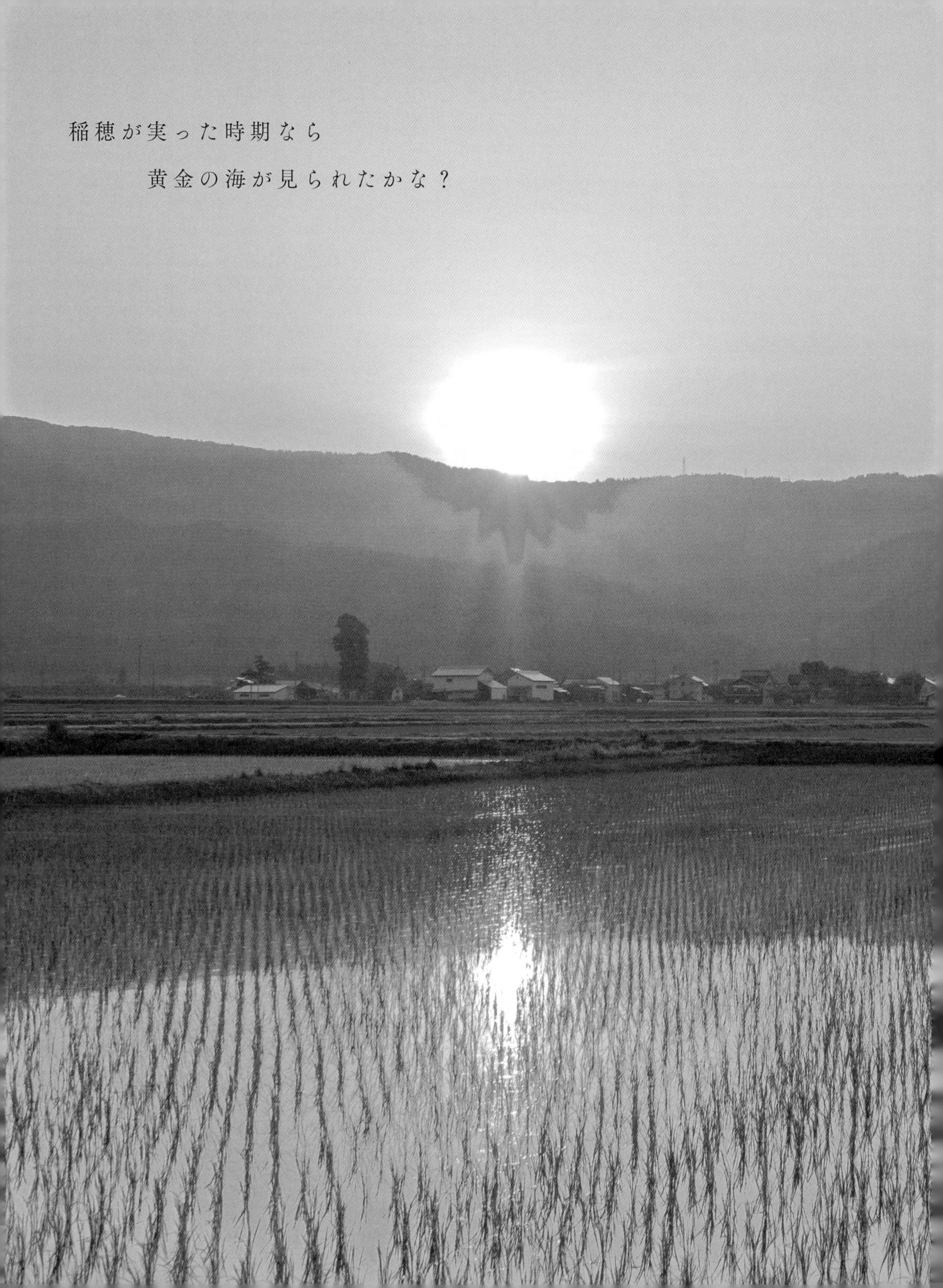

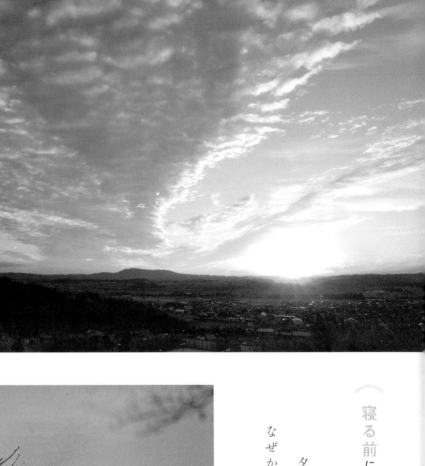

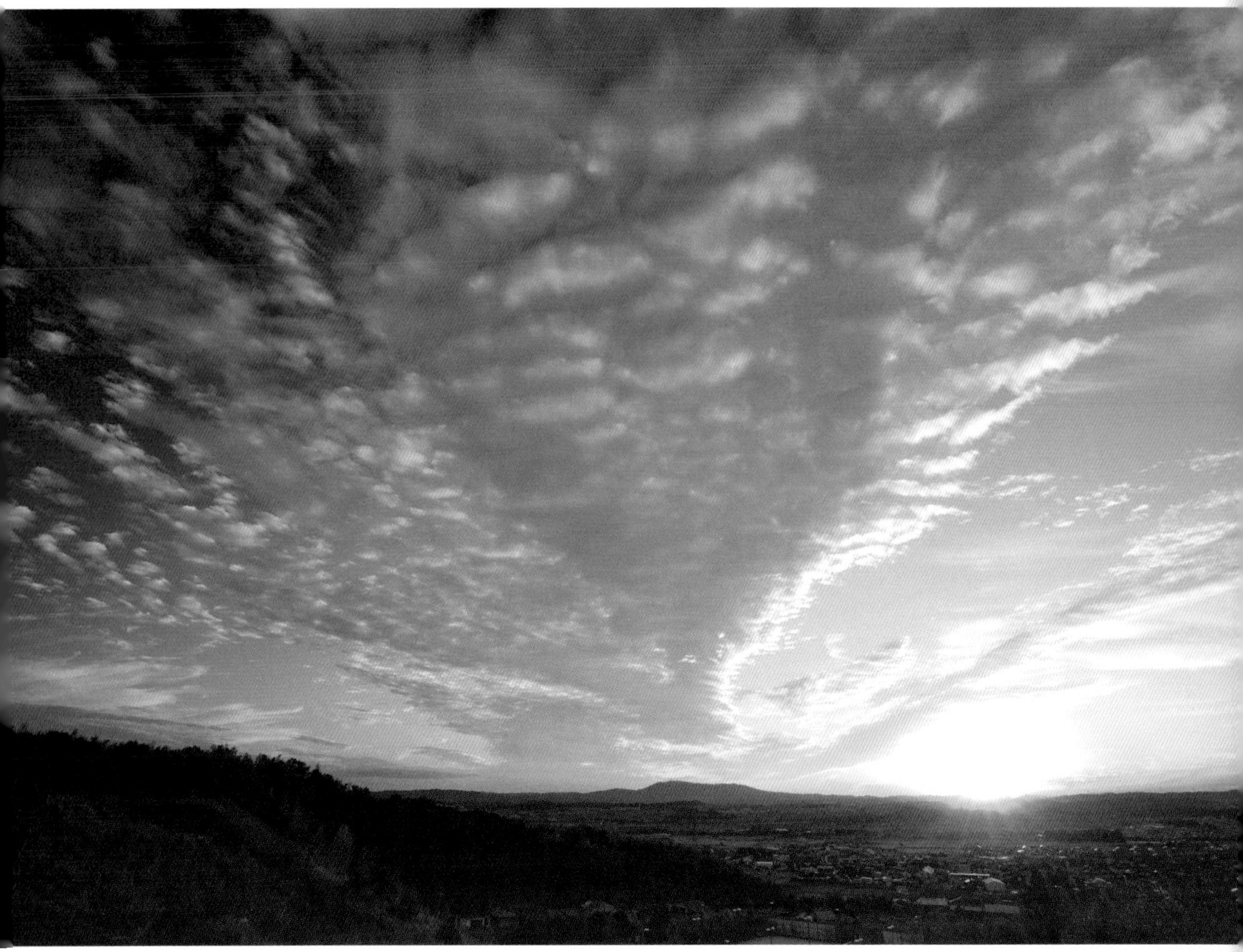

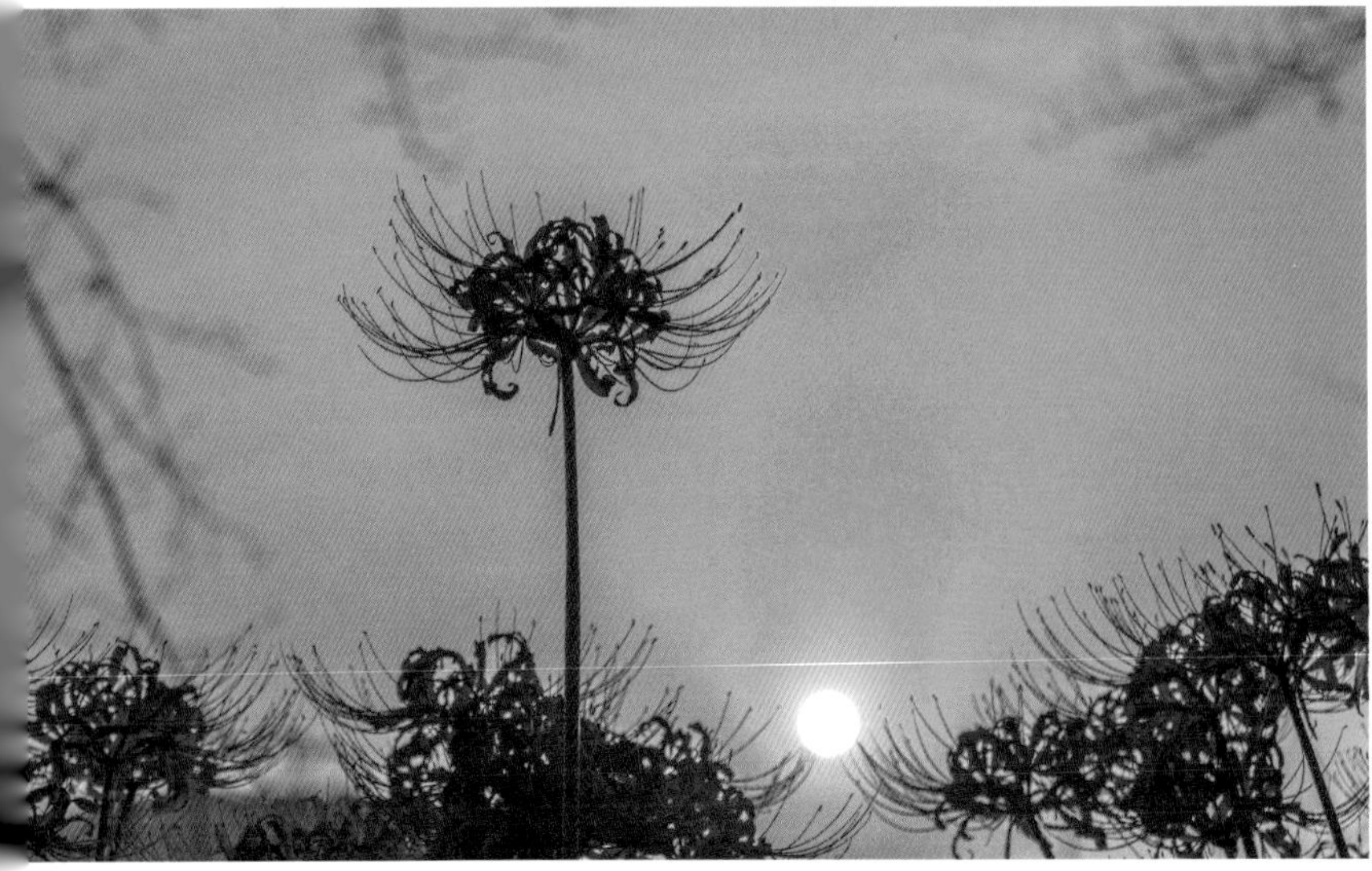

寝る前に見たい写真 8

夕日が美しいほど
なぜかさびしさが強くなる

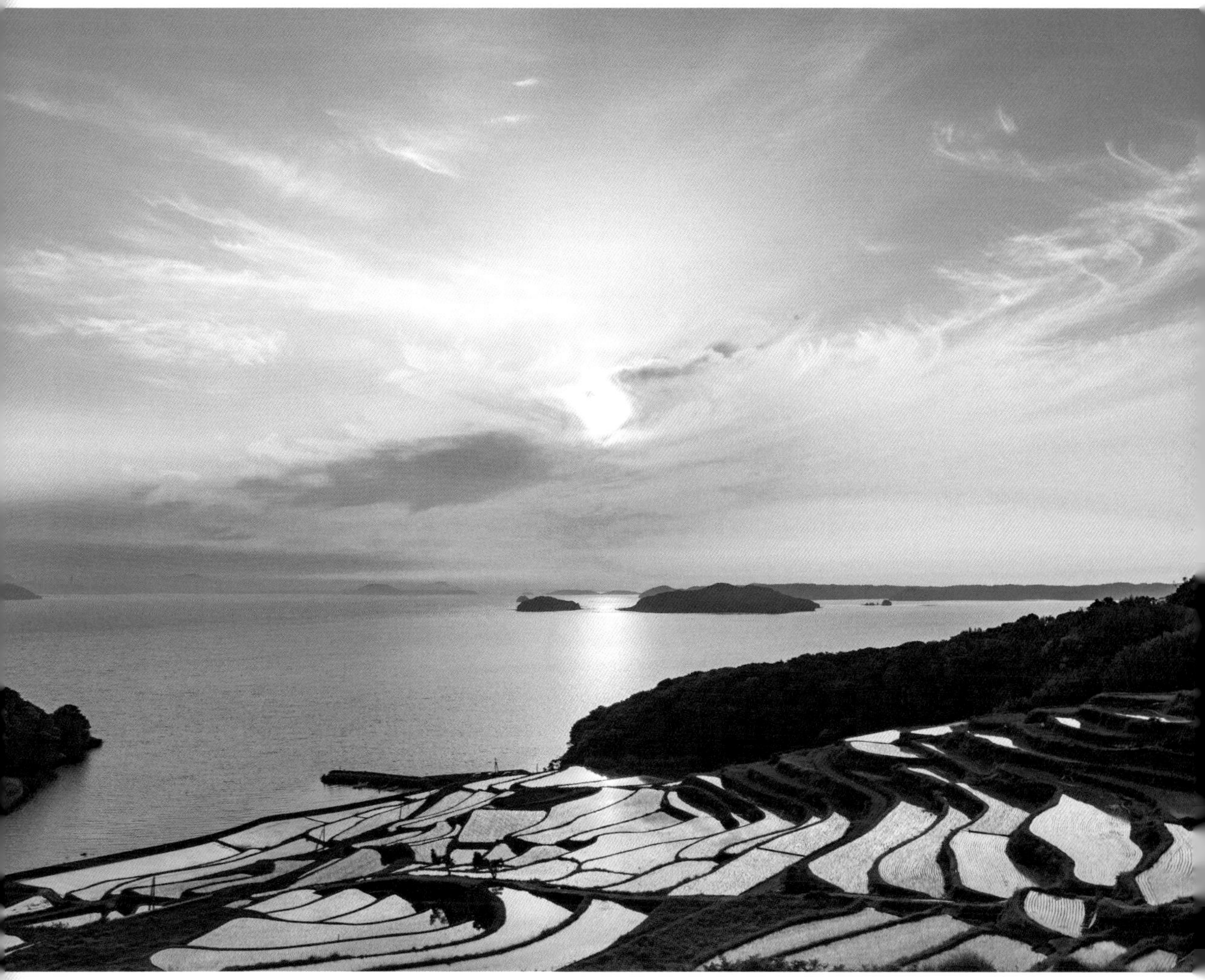

棚田越しに見る日没は

自然と手を合わせたくなる荘厳さ

POINT

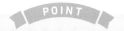

光が強すぎると、眠るために大切な副交感神経の働きがどうしても悪くなってしまいます。そこで第1章や第2章とは異なり、画面が明るくない夕方から夜にかけての風景写真を集めました。部屋の照明を消して目を閉じたら、光の名残があるまぶたの裏に、眺めていた写真を思い浮かべてみてください。

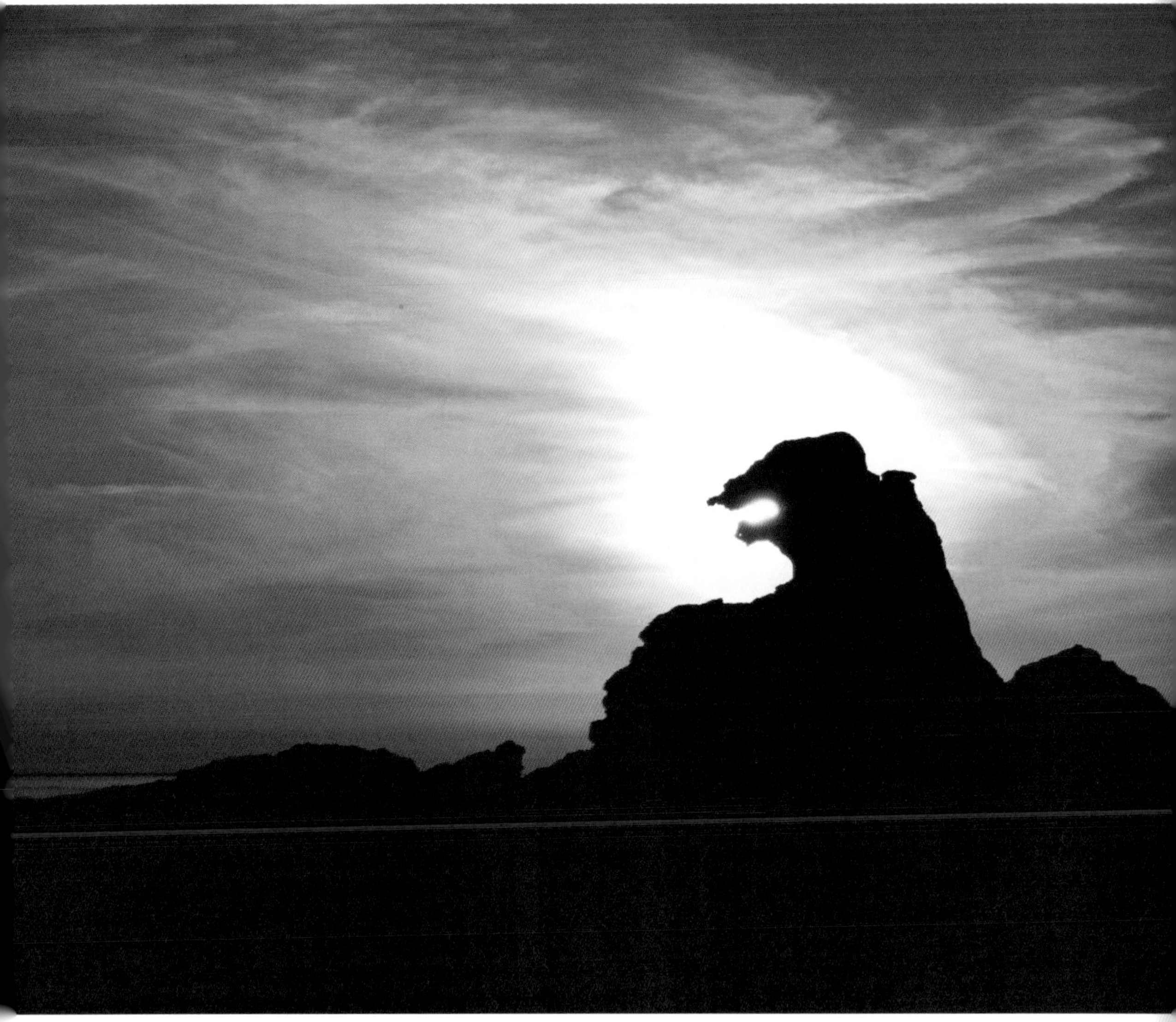

父に連れていってもらった

怪獣映画の思い出がよみがえる

月並みだけど『銀河鉄道の夜』を読み返したい

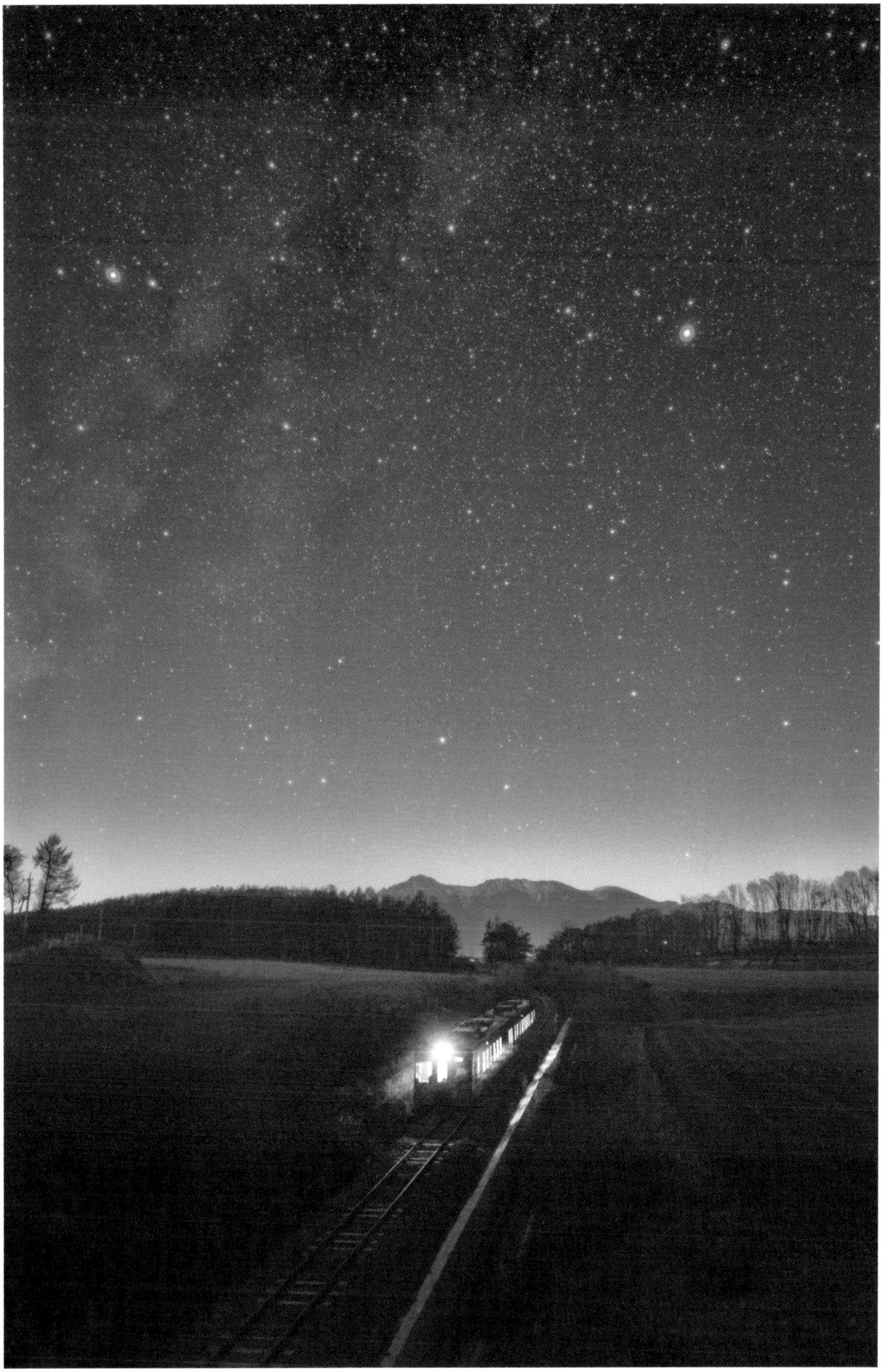

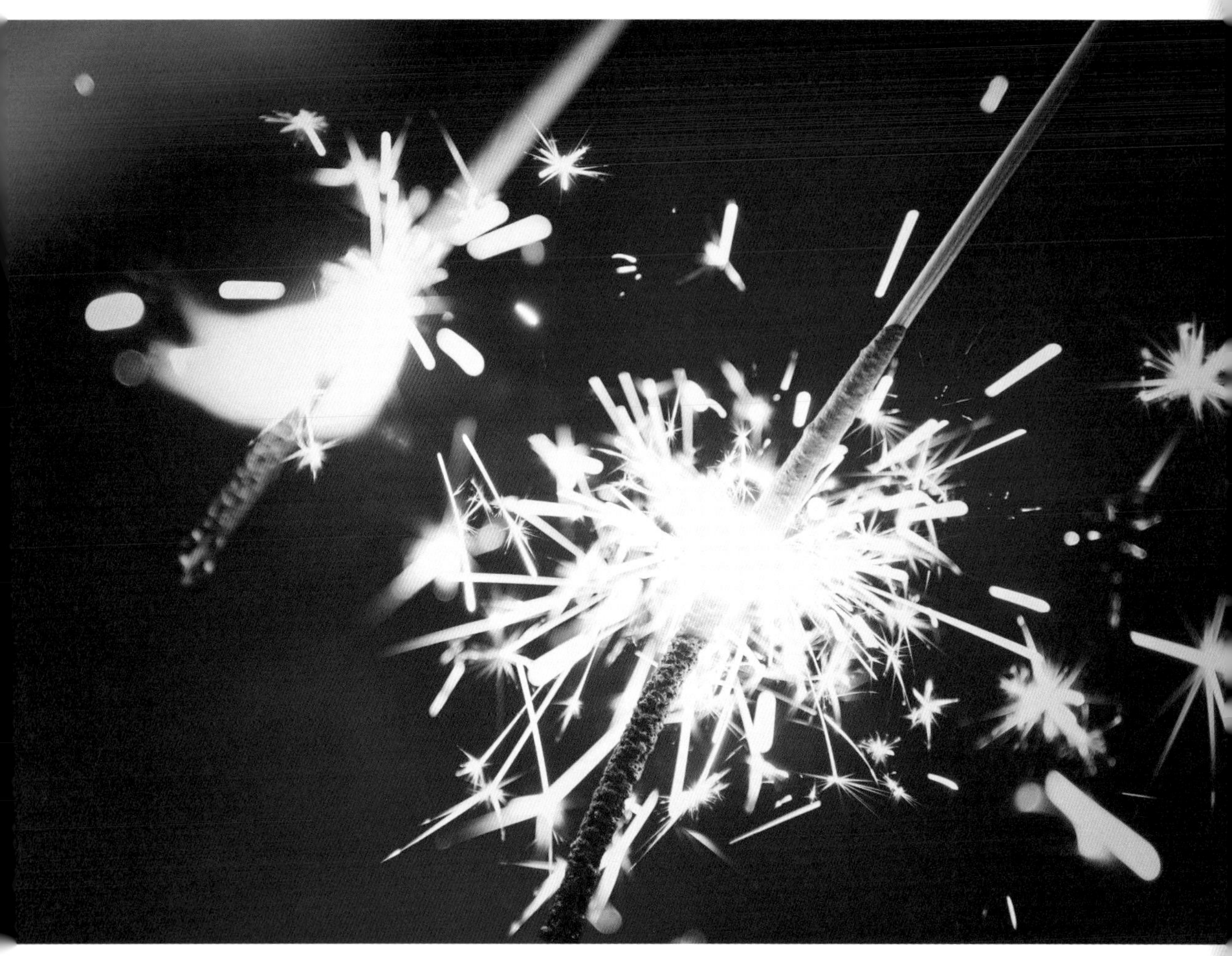

寝る前に見たい写真⑫

夏休みに親戚が集まると
夜は庭で花火をして遊んだっけ

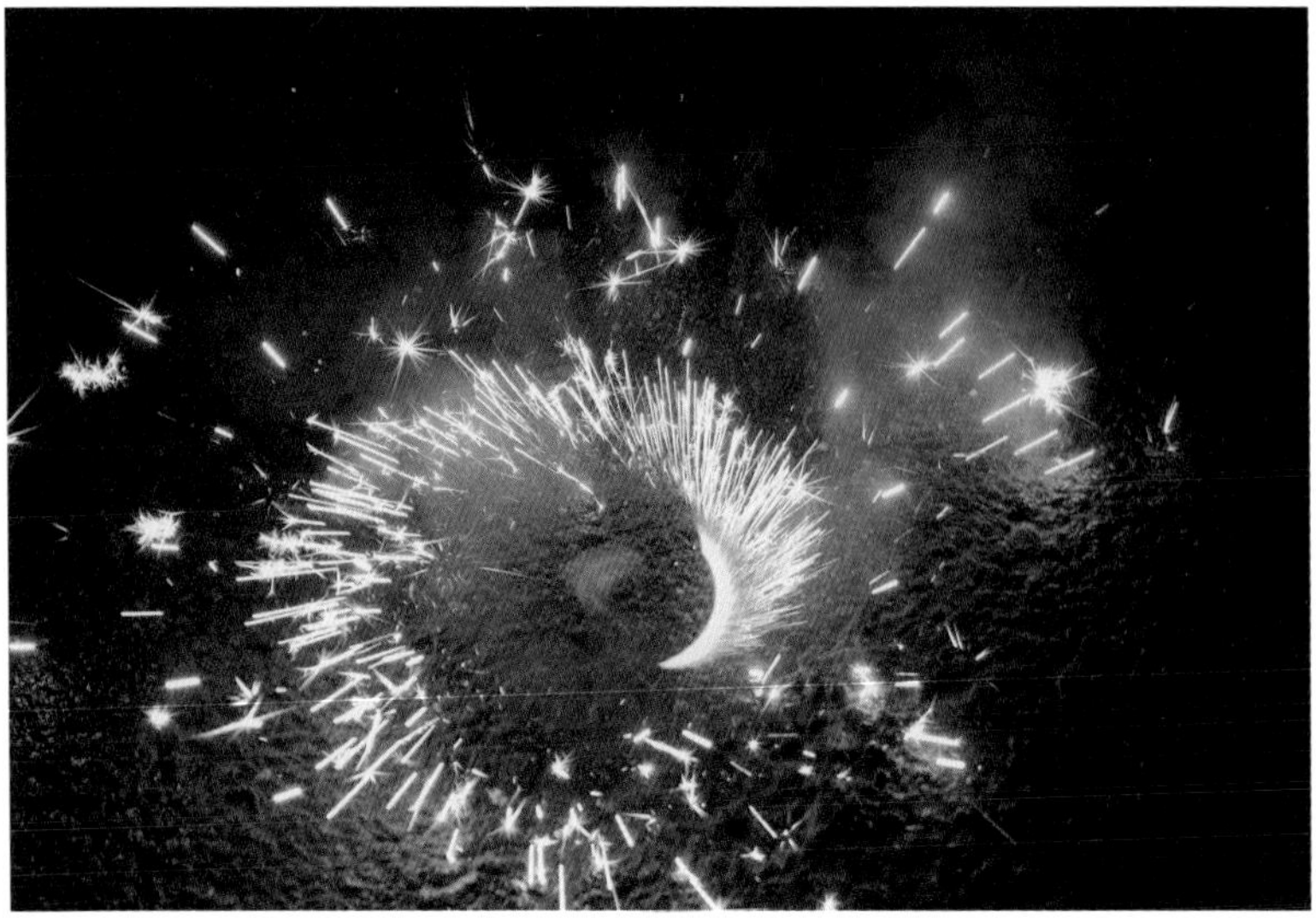

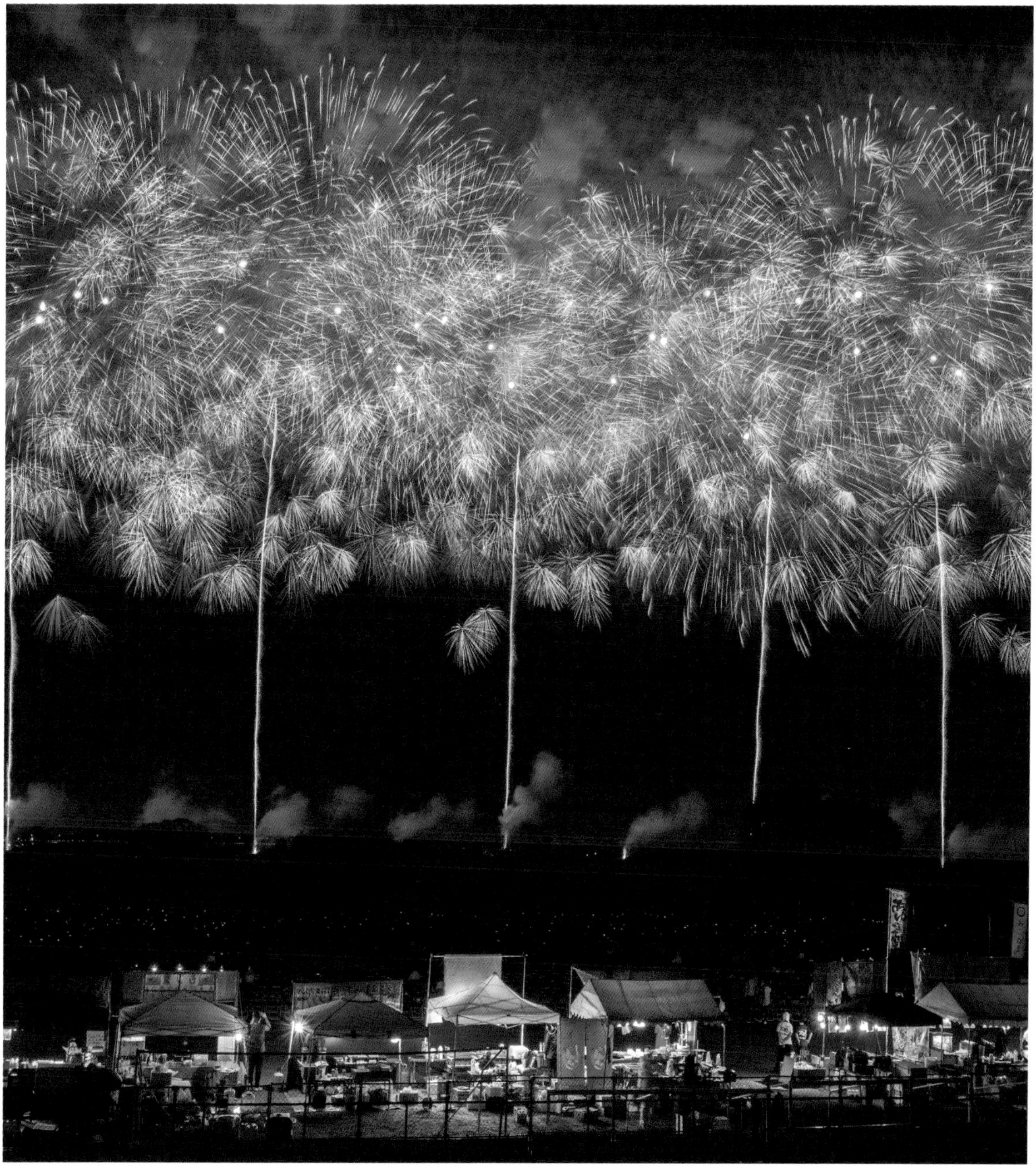

ずいぶんと背が伸びたけど

やっぱり打ち上げ花火は遠いな

雲海を通すと
ありふれた夜景も幻想的

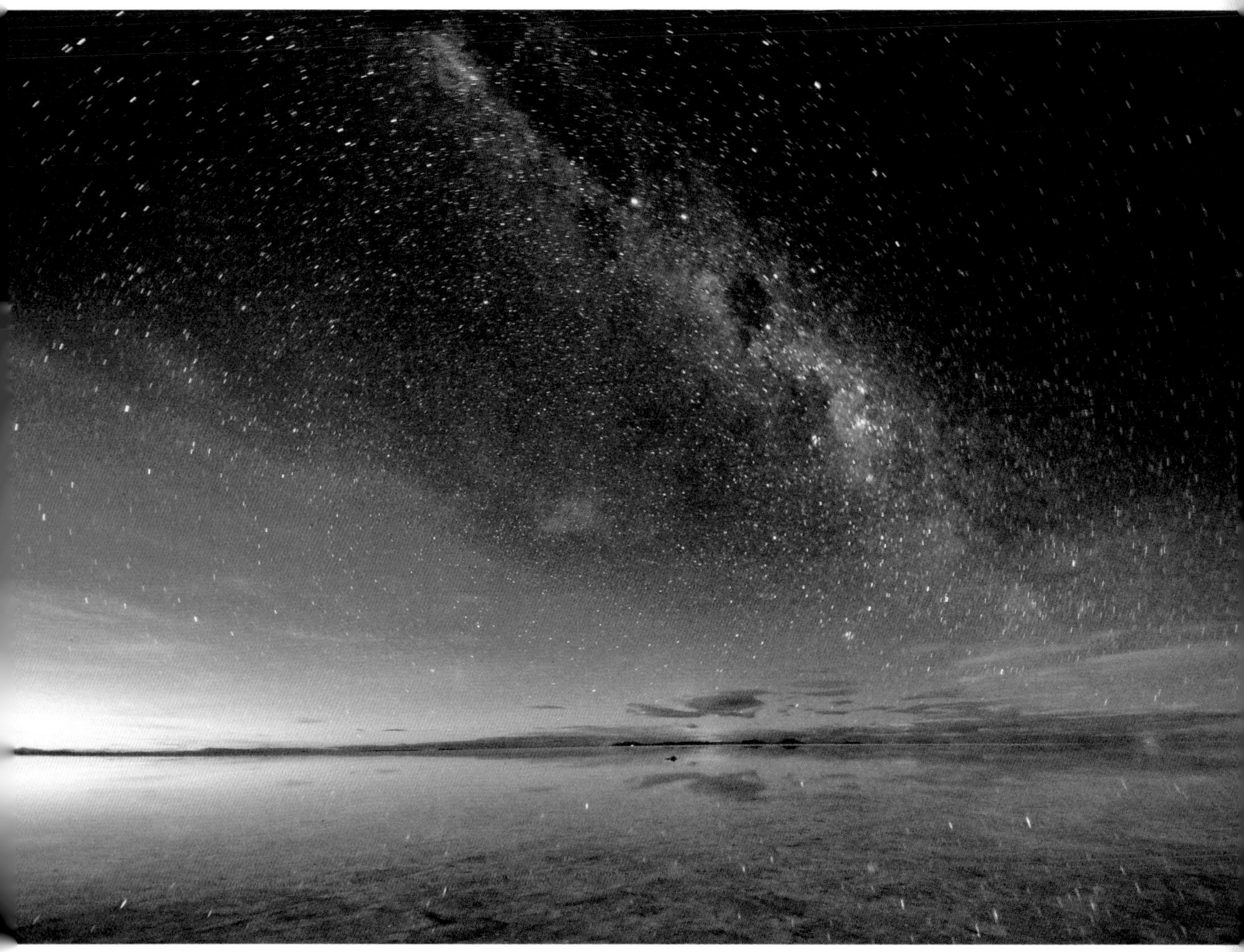

満天の星の下のウユニ塩湖は

まるで宇宙に浮かんでいるみたい

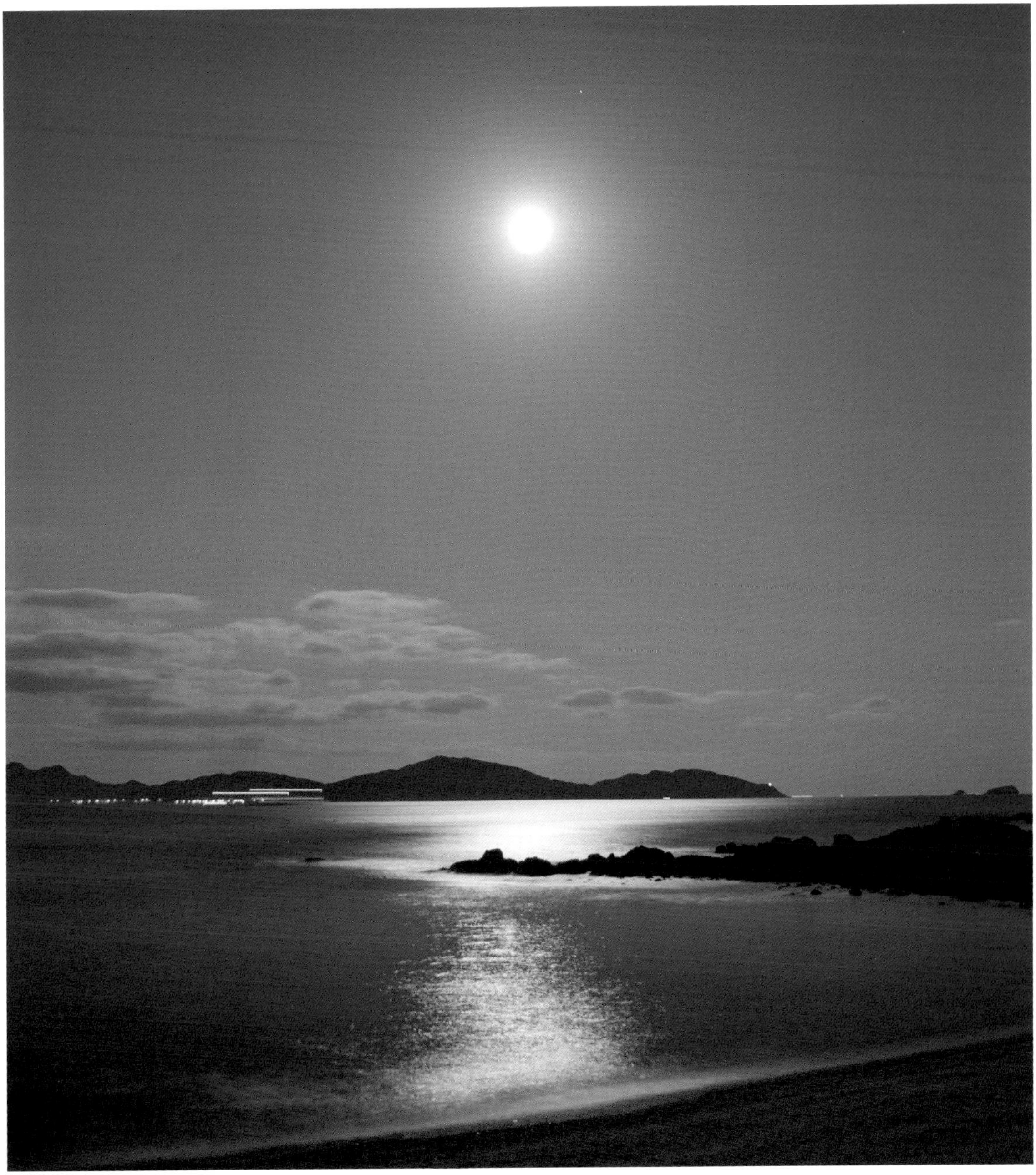

ムーンロードをたどれば

夢の世界にきっと行ける

なぞり書きに挑戦 3

06

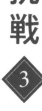

ゆさゆさと　大枝ゆるる　桜かな

村上鬼《き》城《じょう》

ゆさゆさと　大枝ゆるる

桜かな

◆もう一回なぞり書きしてみよう

ゆさゆさと　大枝ゆるる

桜かな

07

おりとりて　はらりとおもき　すすきかな

飯田蛇《だ》笏《こつ》

おりとりて　はらりとおもき

すすきかな

◆もう一回なぞり書きしてみよう

おりとりて　はらりとおもき

すすきかな

08

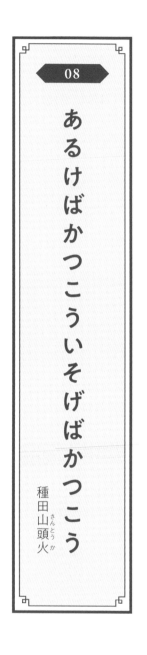

あるけばかつこういそげばかつこう

種田山頭火《さんとうか》

あるけばかつこう
いそげばかつこう

◆もう一回なぞり書きしてみよう

あるけばかつこう
いそげばかつこう

第4章

名画の間違い探し

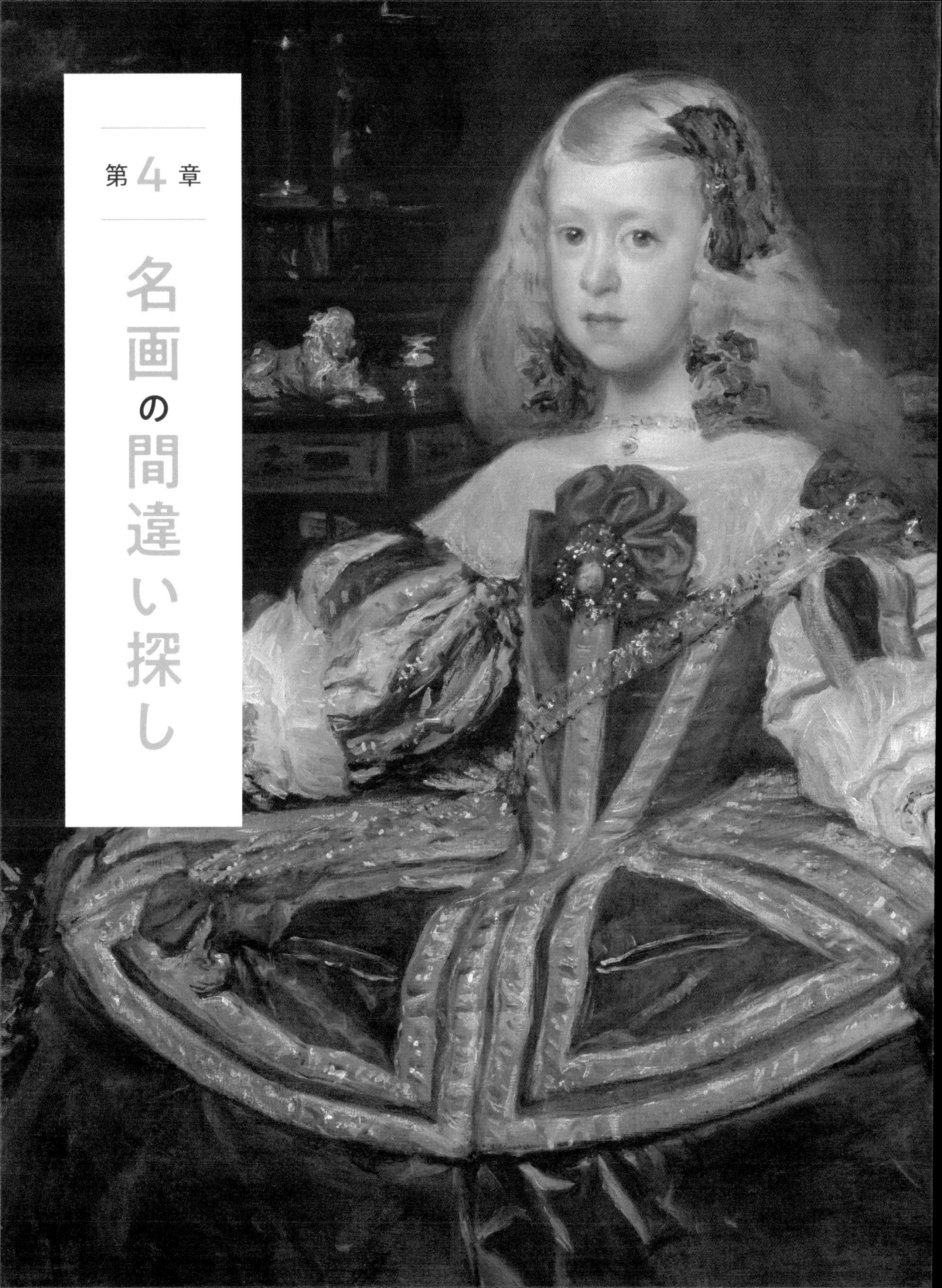

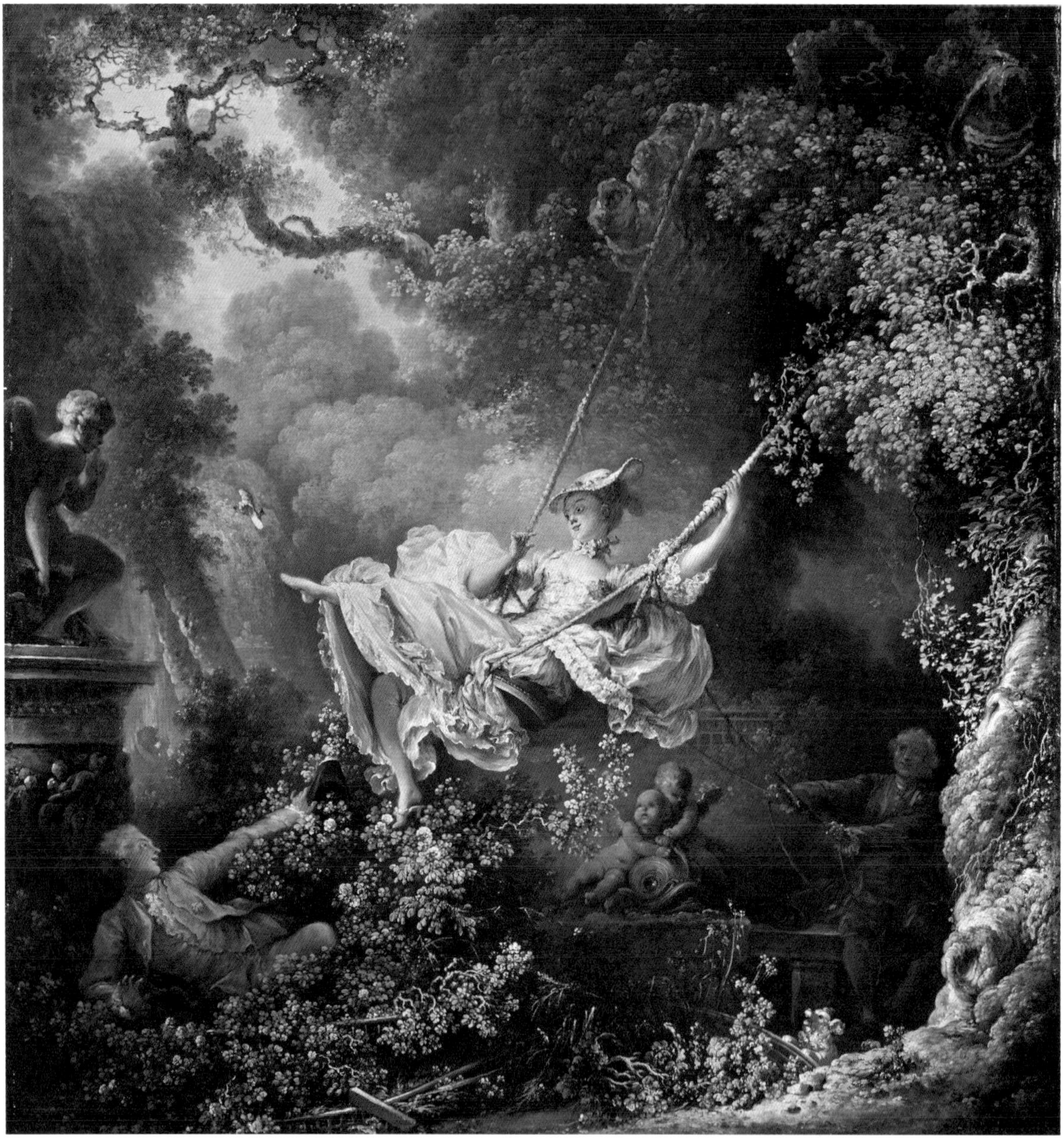

ジャン・オノレ・フラゴナール
「ぶらんこ」

左右の名画を見比べて「違う場所」を５つ見つけましょう（所要時間５～10分）

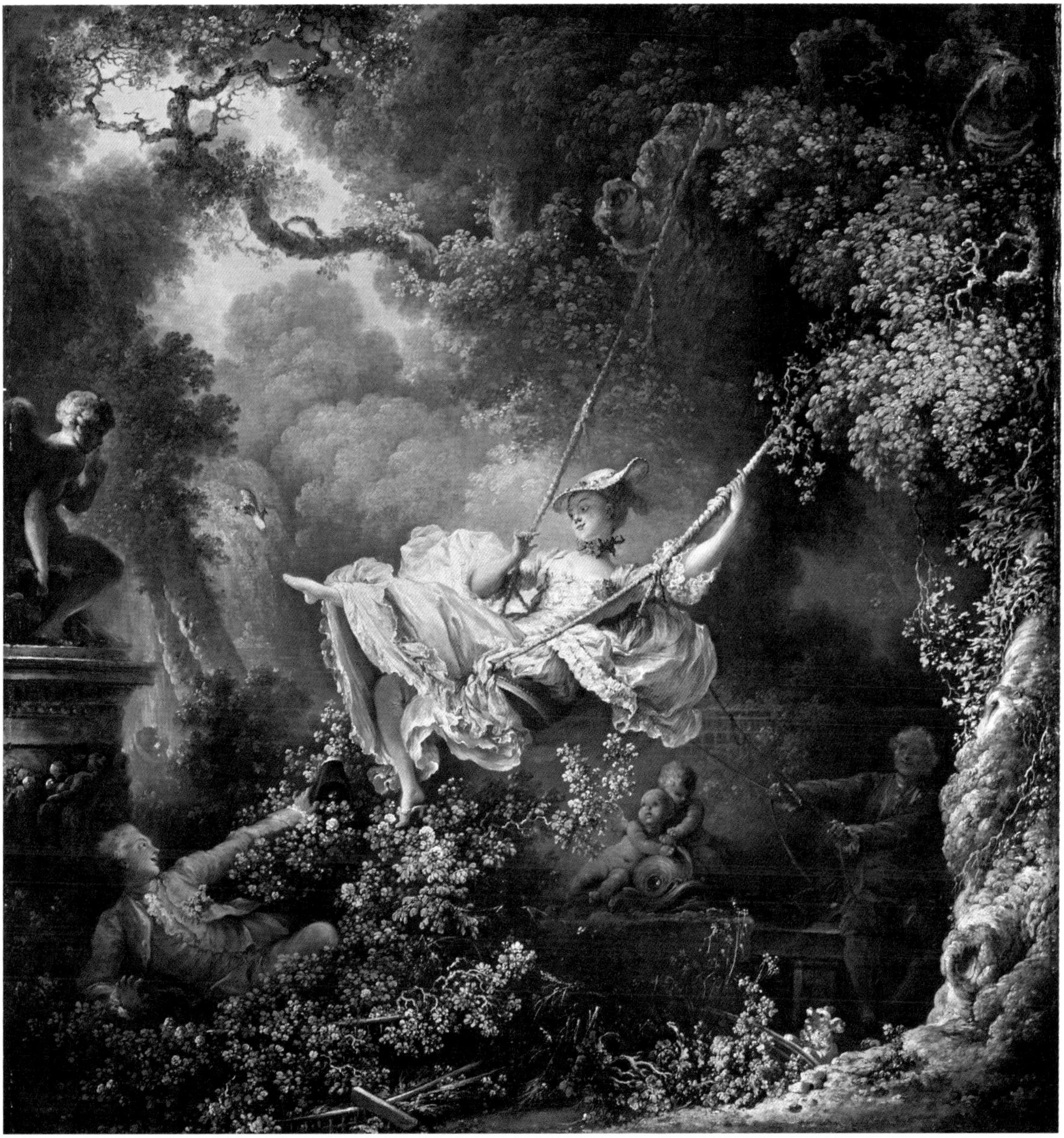

POINT

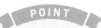

フラゴナールは18世紀後半のフランスで活躍した、ロココ時代を代表する画家です。この名画は、庭園に設置されているぶらんこに乗った貴婦人のまくれあがったスカートの中を、愛人の男性（画面左下）がのぞき込んでいるという、ちょっぴりエロティックな場面を上品に描いた一枚です。

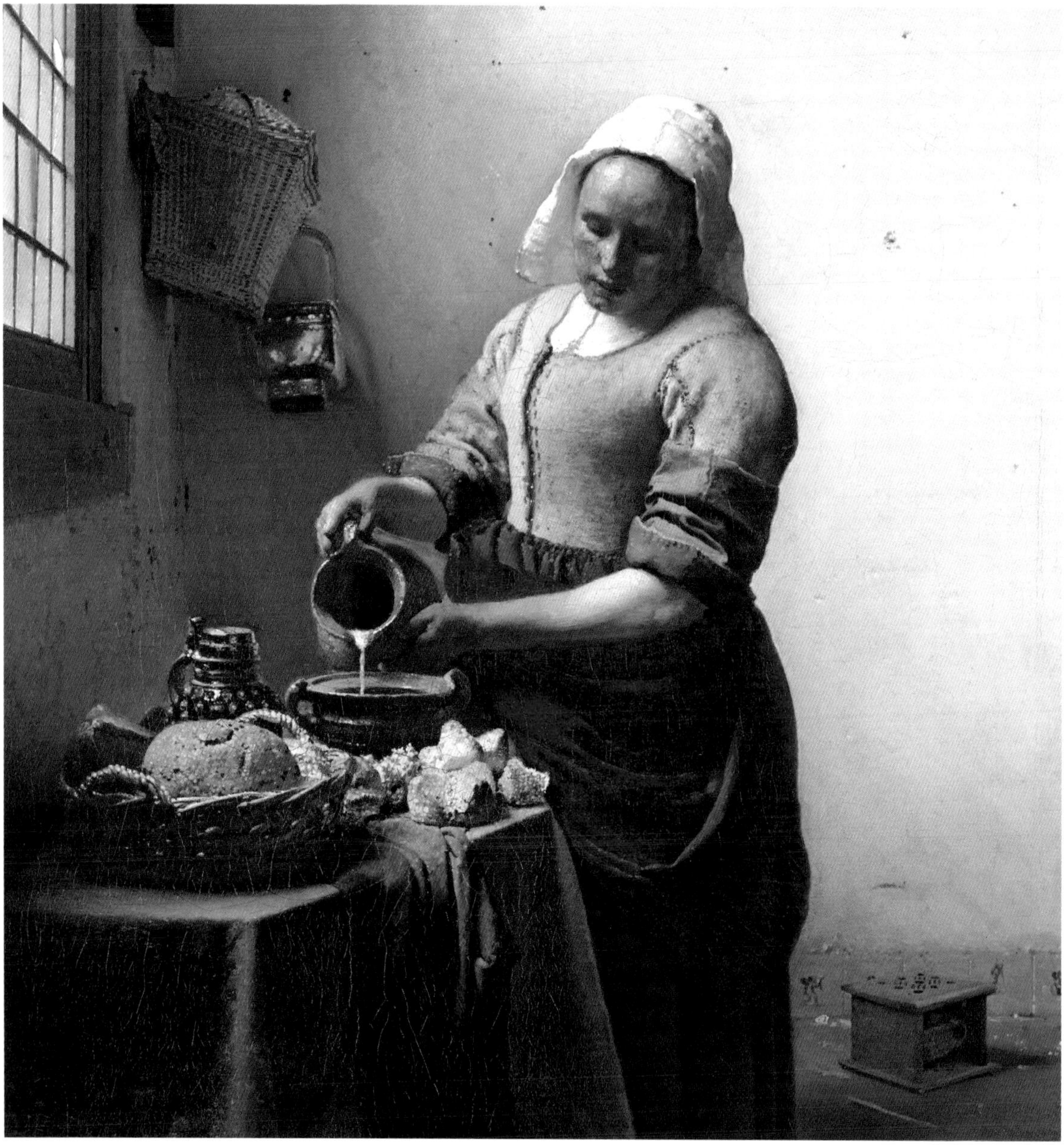

ヨハネス・フェルメール
「牛乳を注ぐ女」

左右の名画を見比べて「違う場所」を５つ見つけましょう（所要時間５～10分）

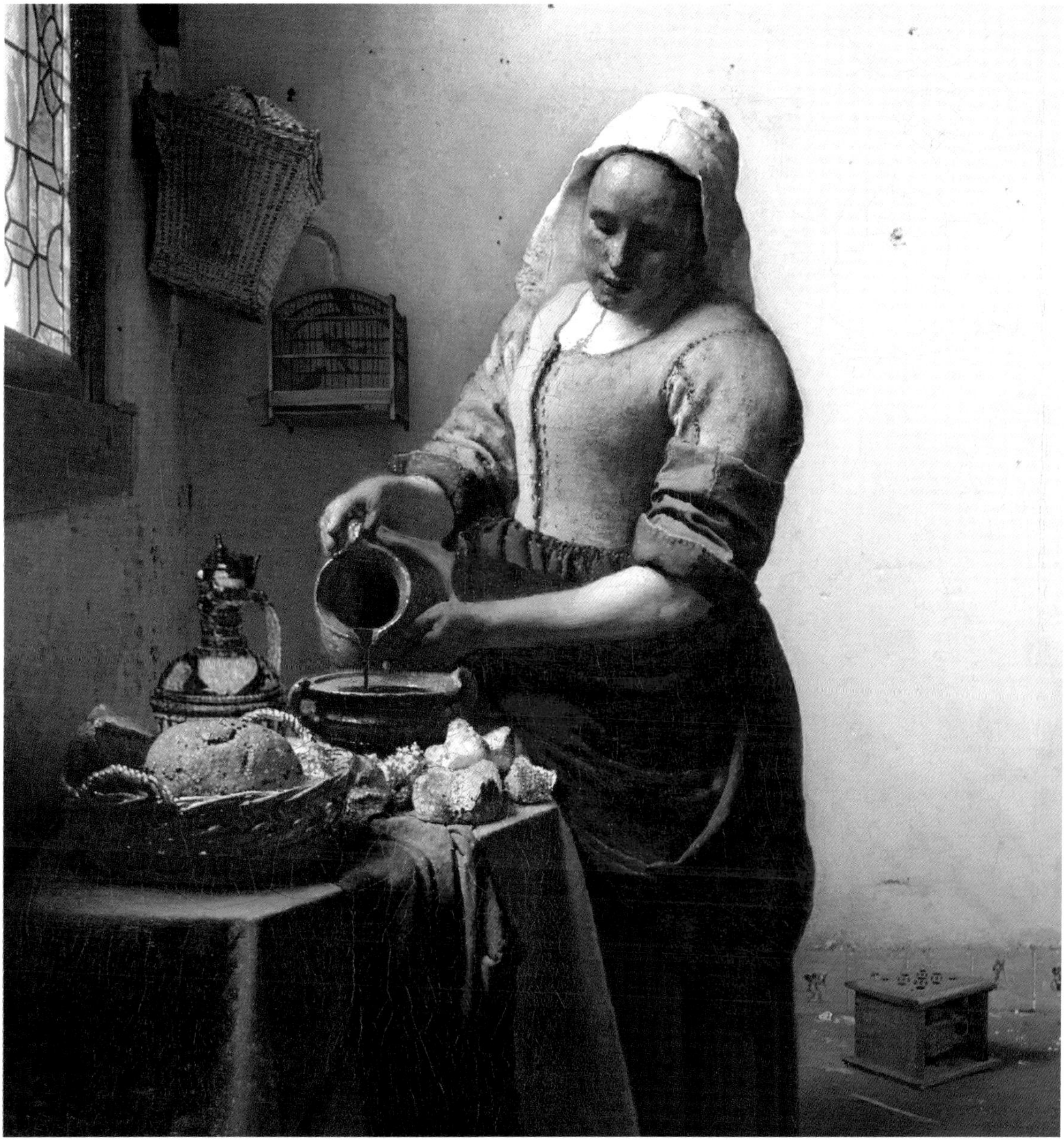

POINT

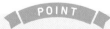

フェルメールは黄金期を迎えた17世紀半ばのオランダで活躍した、バロック時代を代表する画家です。絵画の名前通り、メイドが牛乳を移し替えるという庶民の何気ない日常が、まるで写真のように繊細かつ鮮やかに描き出されているこの名画は、風俗画を得意としたフェルメールの代表作の一枚にあたります。

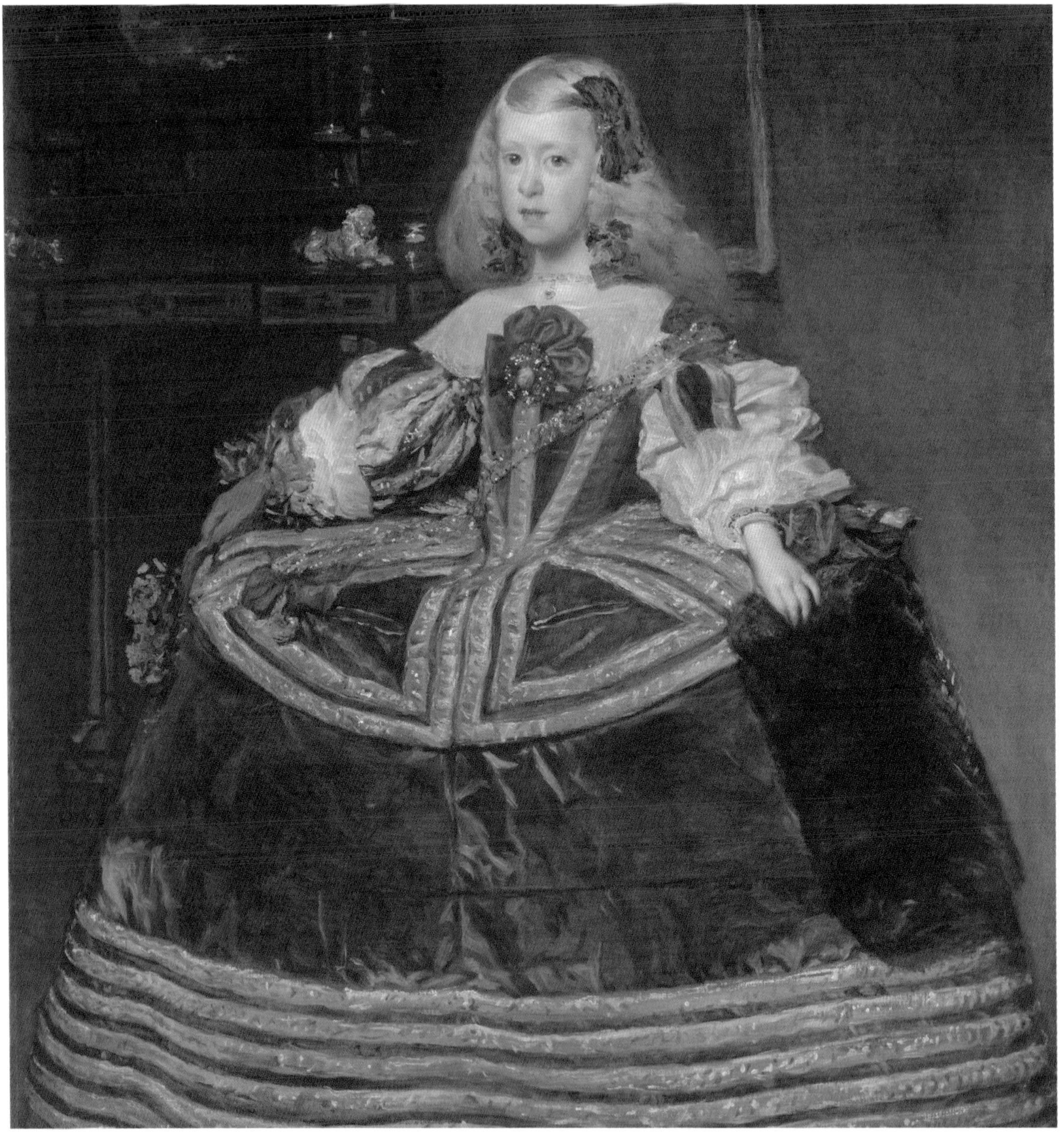

ディエゴ・ベラスケス
「青いドレスのマルガリータ王女」

左右の名画を見比べて「違う場所」を５つ見つけましょう（所要時間５～10分）

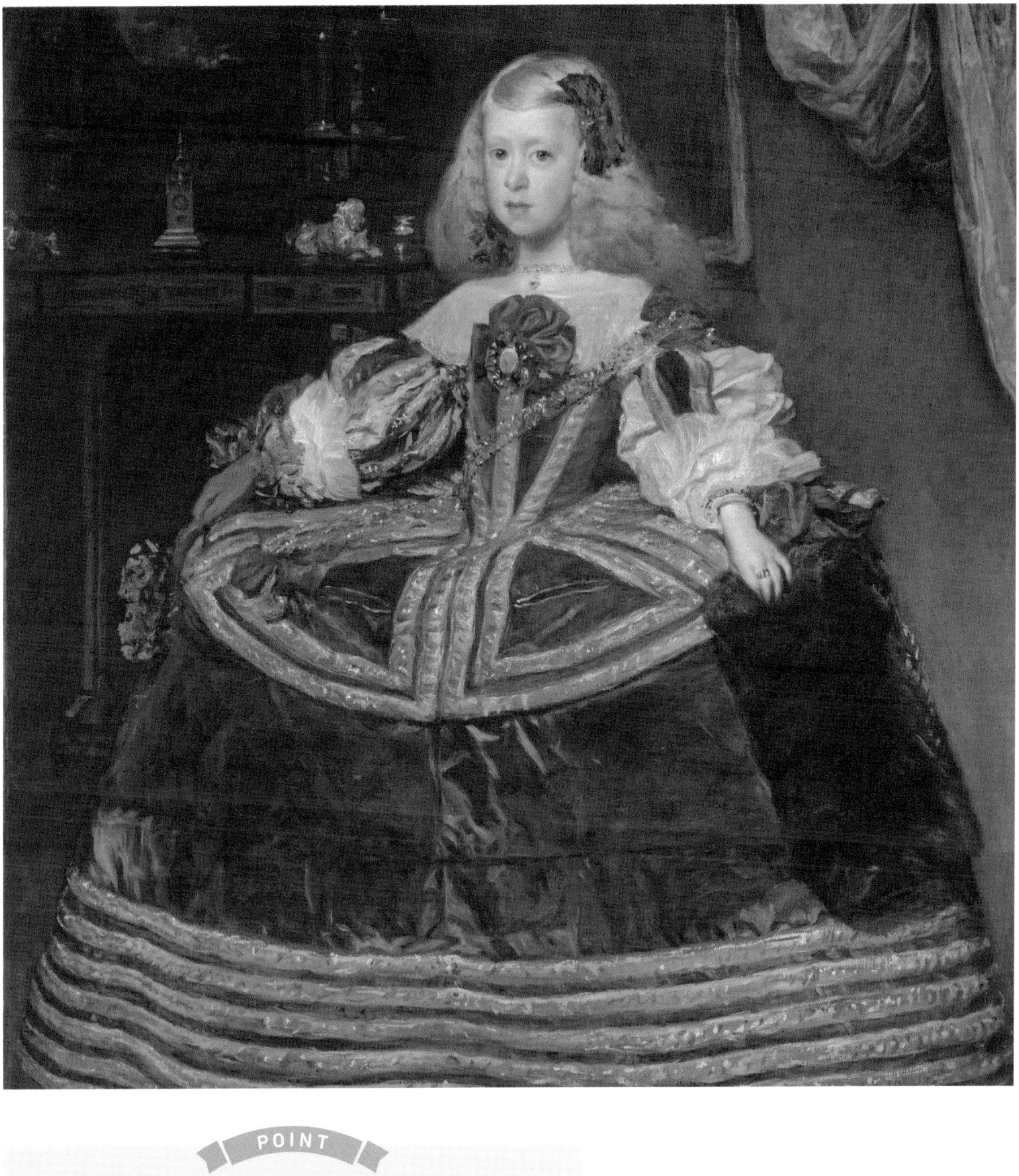

POINT

ベラスケスはスペイン国王フェリペ４世に宮廷画家として仕えた、バロック時代を代表する画家です。名画のモデルはフェリペ４世の８歳になるマルガリータ王女で、彼女の成長をウィーンに住む婚約者（神聖ローマ帝国皇帝レオポルト１世）に伝えるために、数年ごとに描かれた肖像画の一枚にあたります。

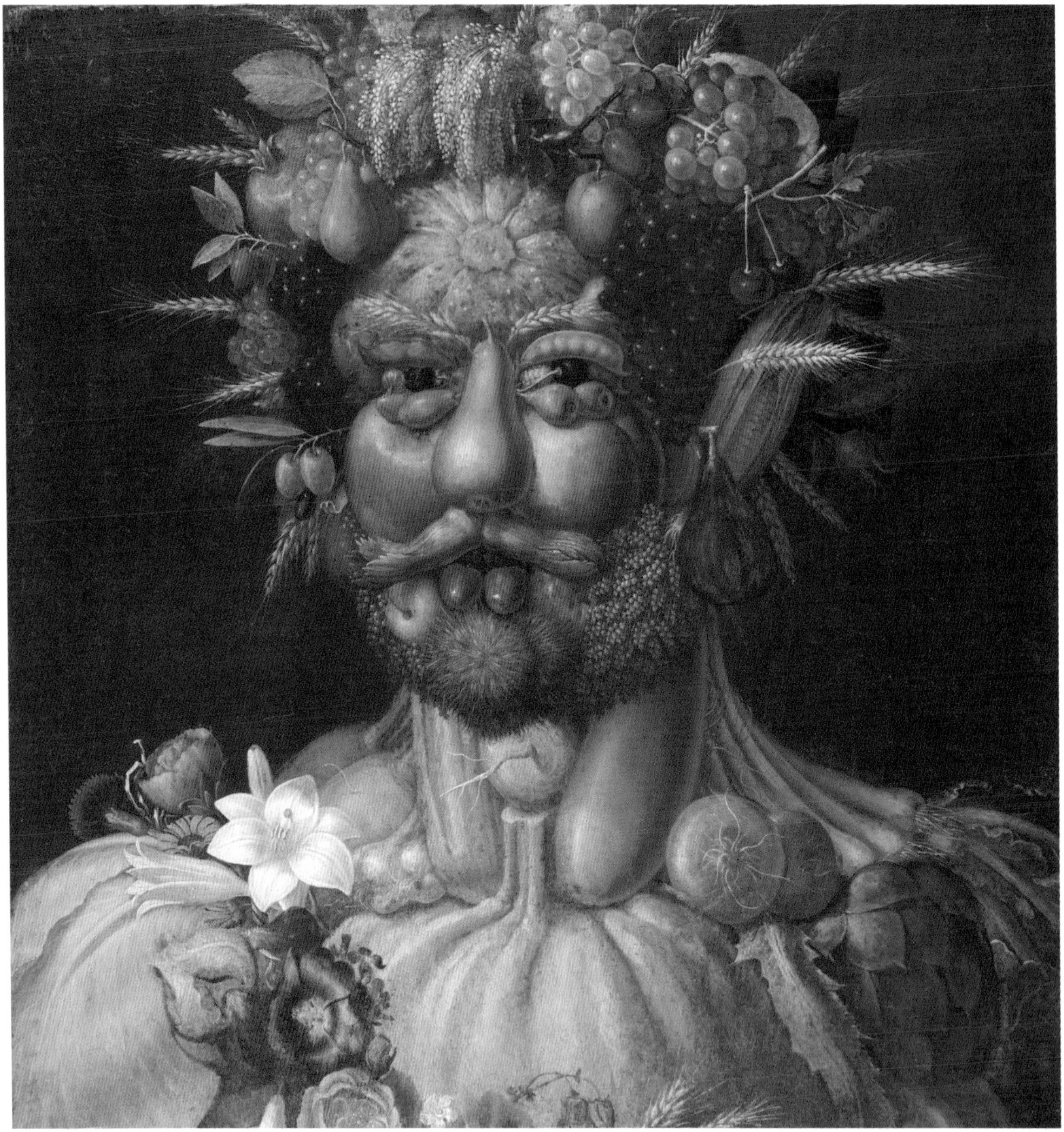

ジュゼッペ・アルチンボルド
「ウェルトゥムヌスに扮するルドルフ2世」

左右の名画を見比べて「違う場所」を５つ見つけましょう（所要時間５～10分）

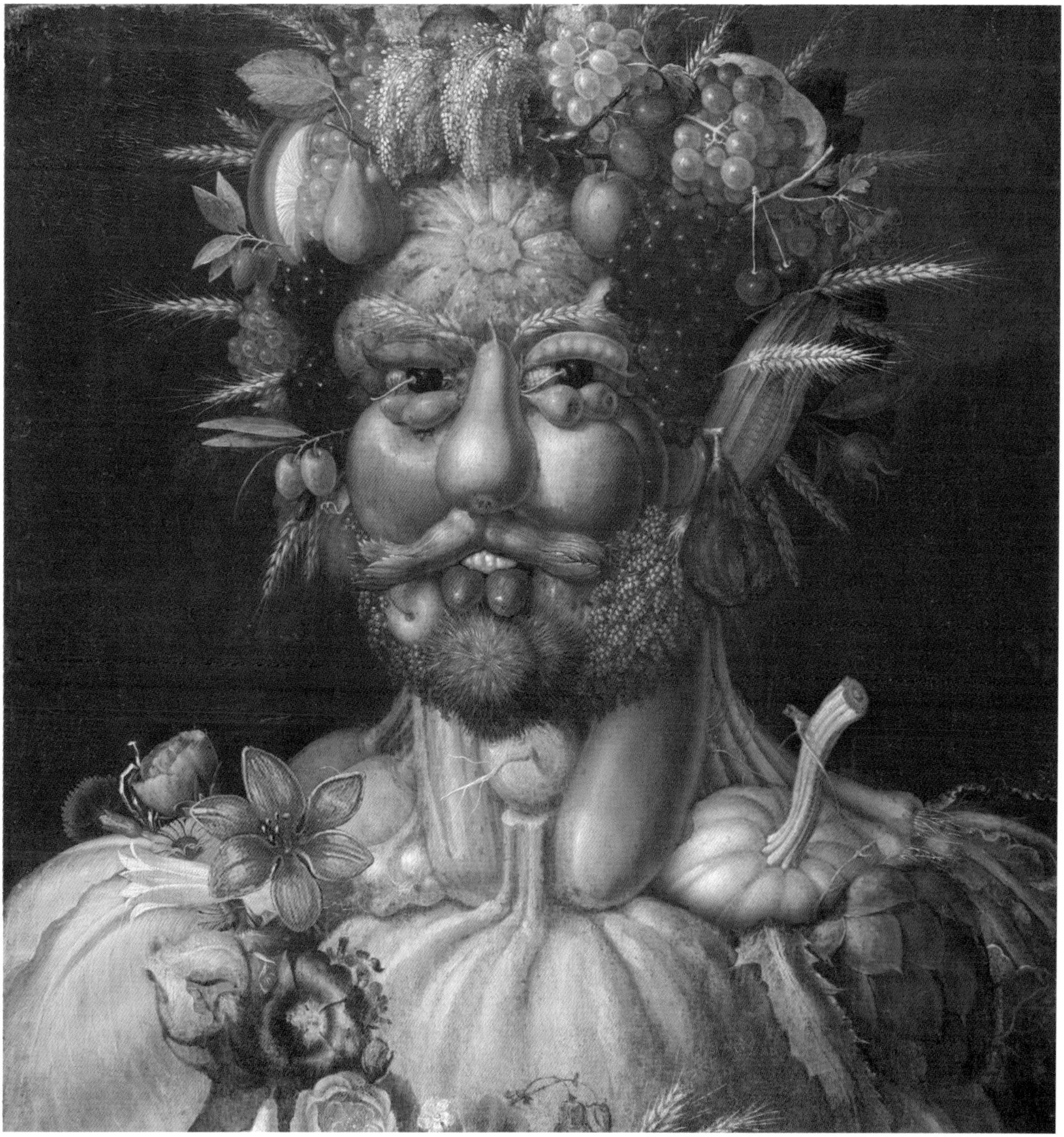

POINT

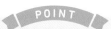

アルチンボルドは16世紀に活躍したミラノ出身の画家で、神聖ローマ帝国皇帝フェルディナント１世の時代にウィーンの宮廷画家になりました。名画は錬金術に傾倒し、プラハに遷都した変わり者として有名なルドルフ２世（フェルディナント１世の孫）を野菜、果実、花を組み合わせて表現した肖像画です。

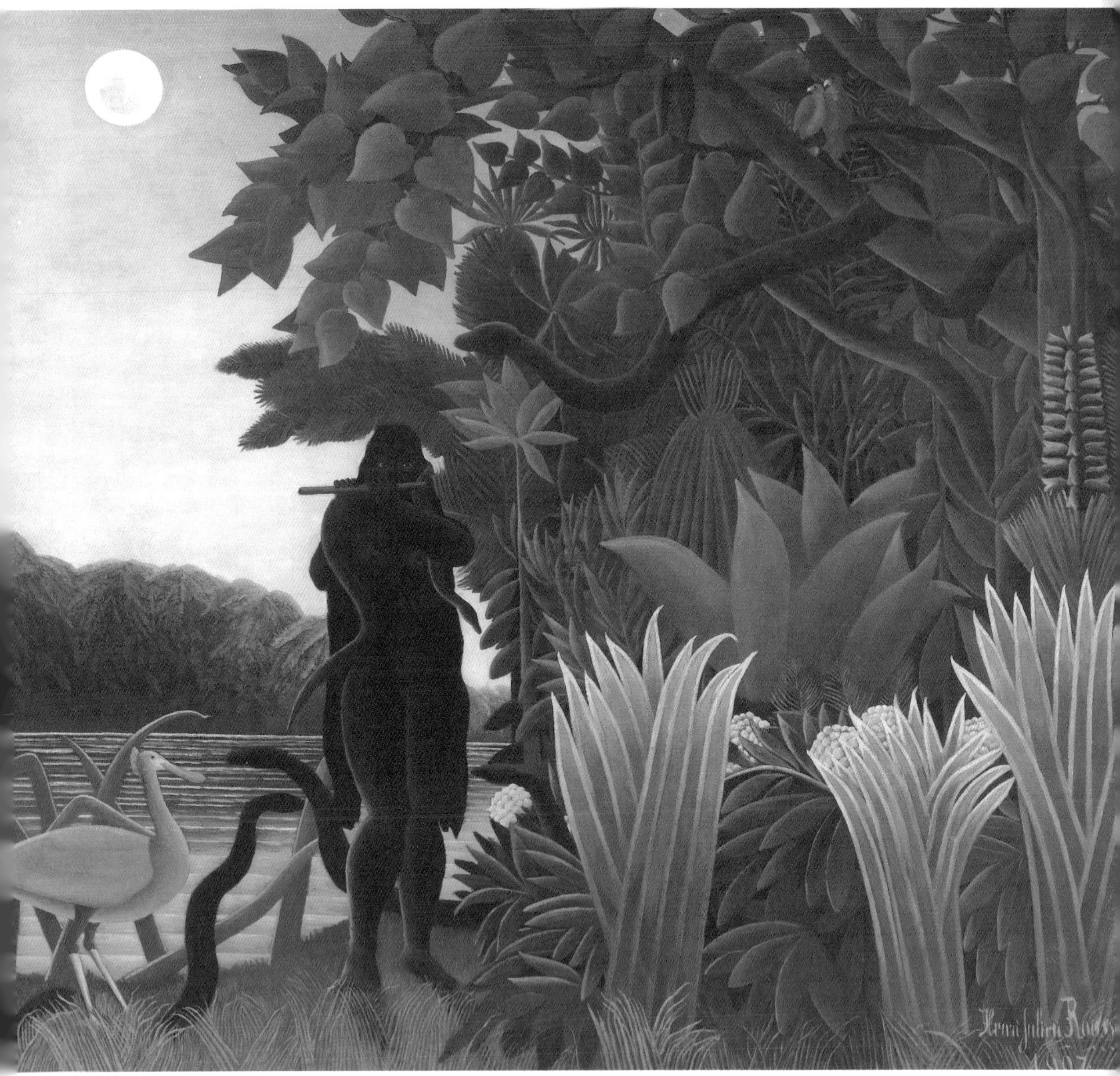

アンリ・ルソー
「蛇使いの女」

左右の名画を見比べて「違う場所」を５つ見つけましょう（所要時間５～10分）

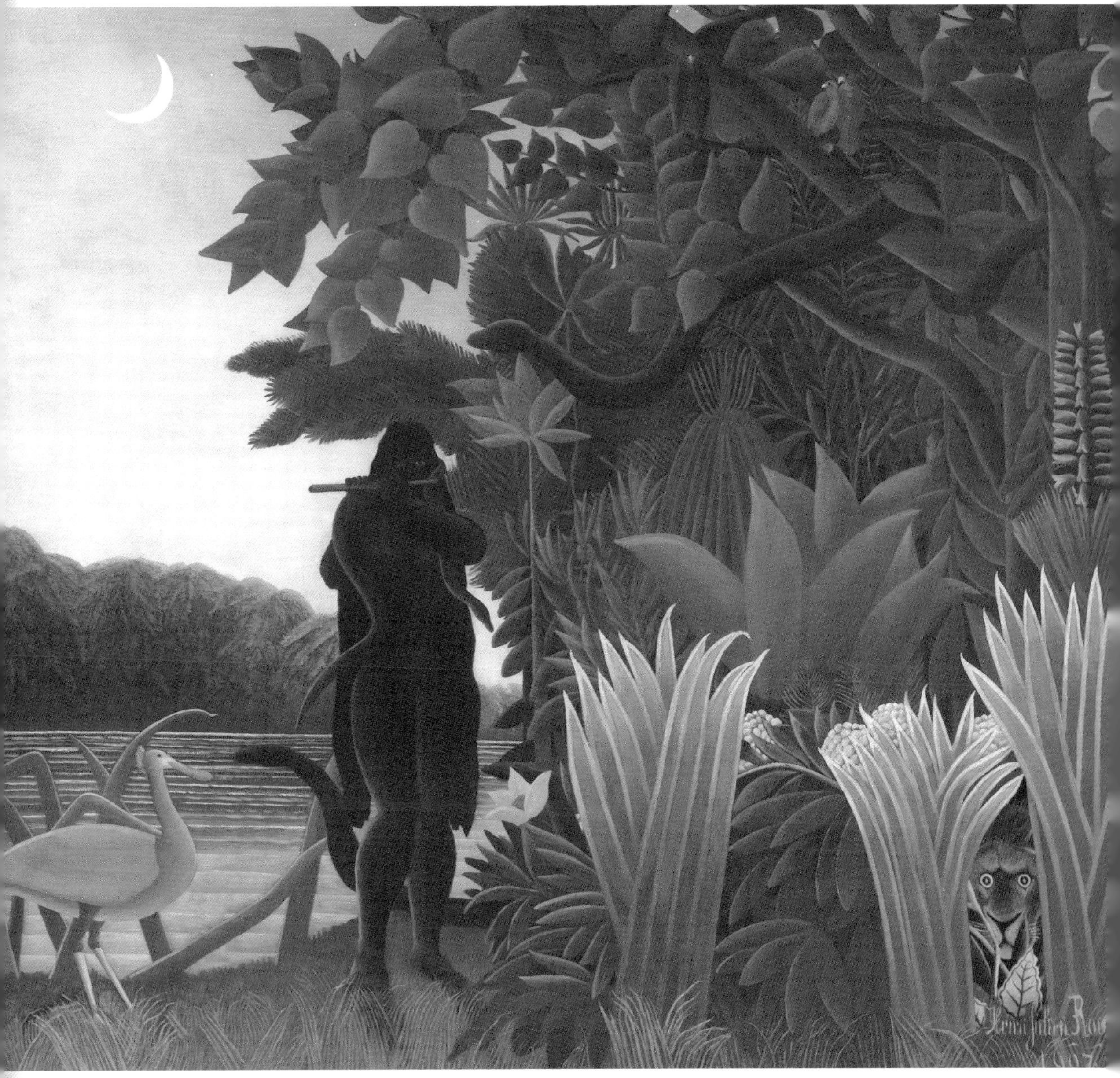

POINT

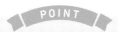

19世紀末から20世紀初頭のフランスで活躍したアンリ・ルソーは、独学で絵を描いた画家です。写実性のない絵は当初評価されませんでしたが、ゴーギャンやピカソなどの天才画家たちは理解を示しました。名画は外国に行ったことのないアンリ・ルソーが、遠いインドに思いを馳せて描いた幻想的な一枚です。

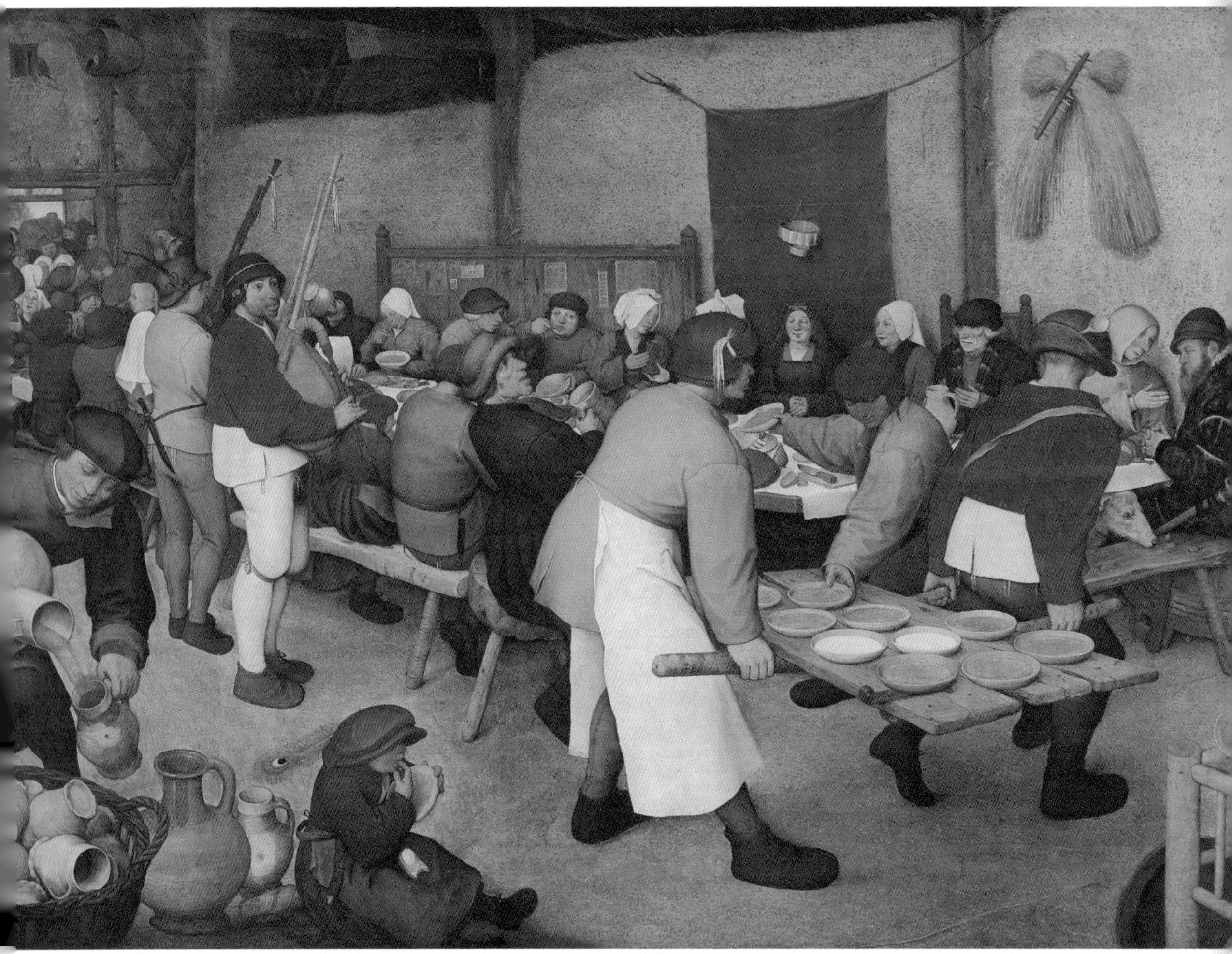

ピーテル・ブリューゲル
「農民の婚宴」

左右の名画を見比べて「違う場所」を５つ見つけましょう（所要時間５～10分）

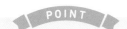

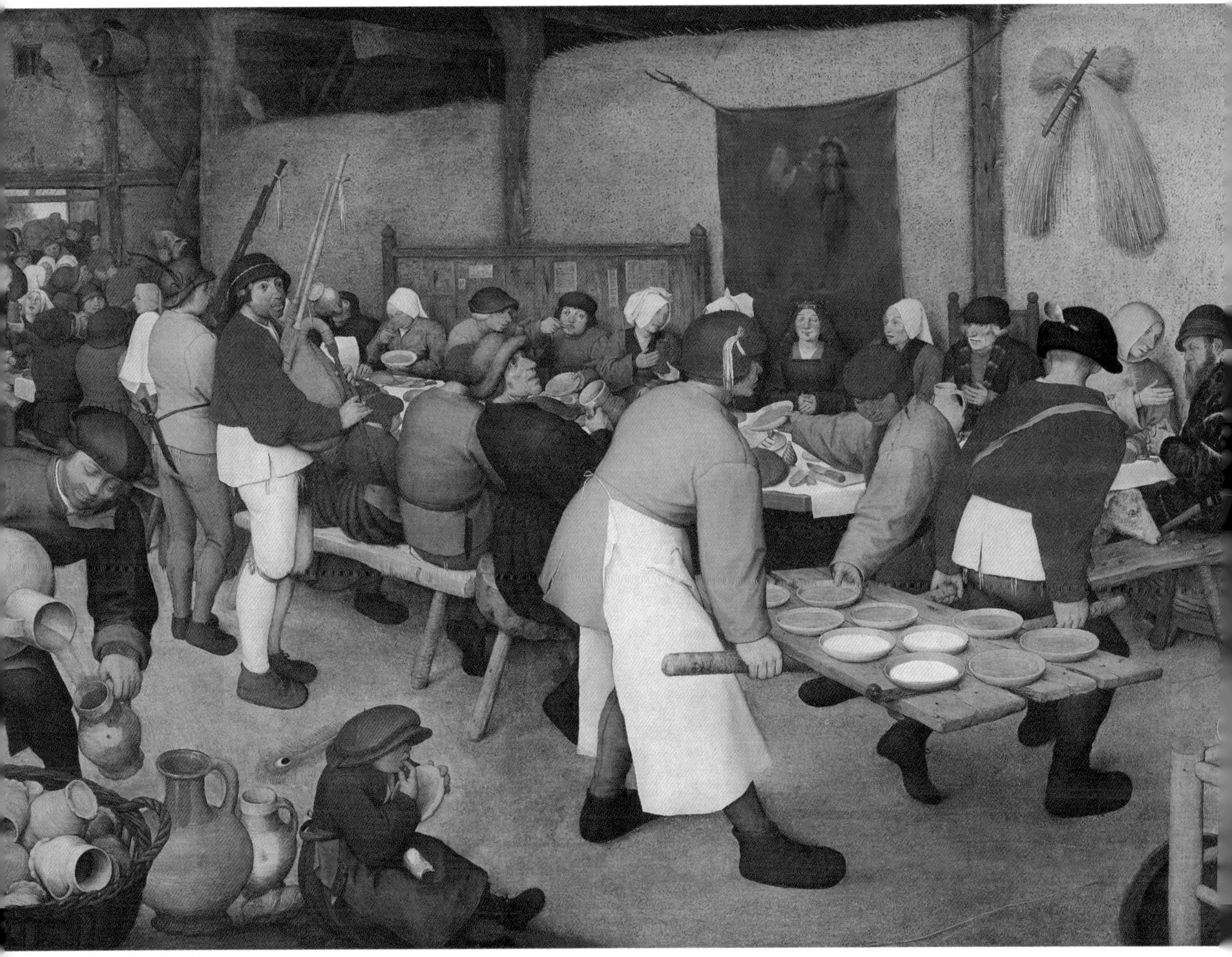

POINT

ブリューゲルは現在のオランダで生まれ、フランドル地方（現在のベルギーを中心とする地域）で活躍した16世紀の画家です。初期のブリューゲルの作品は宗教的、寓意的な風景画が多かったのですが、農民の結婚を祝う宴会の様子をいきいきと描いているこの名画は後期のブリューゲルを代表する一枚で、風俗画の先駆けとされています。

名画の間違い探し解答

❶

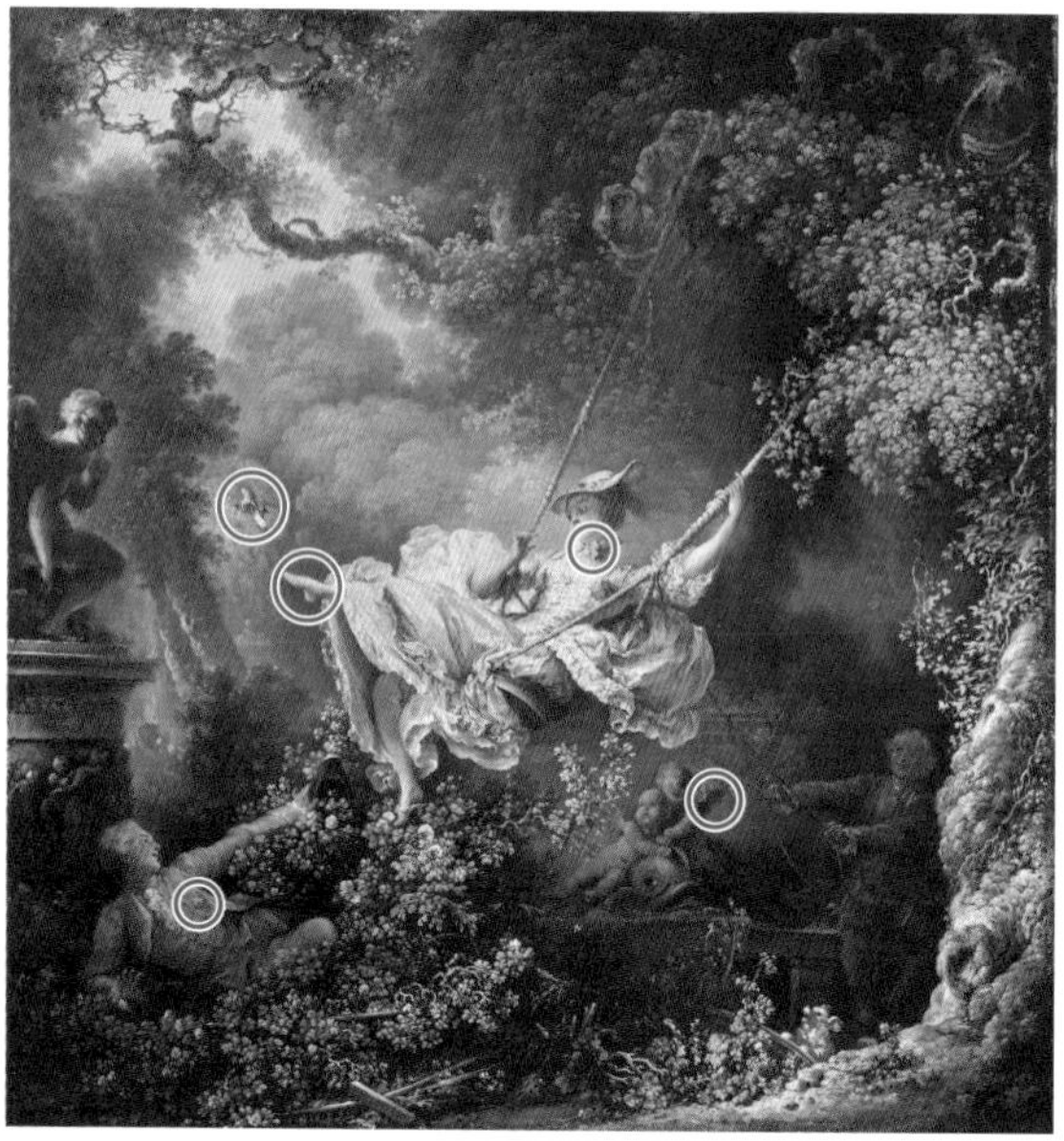

❷

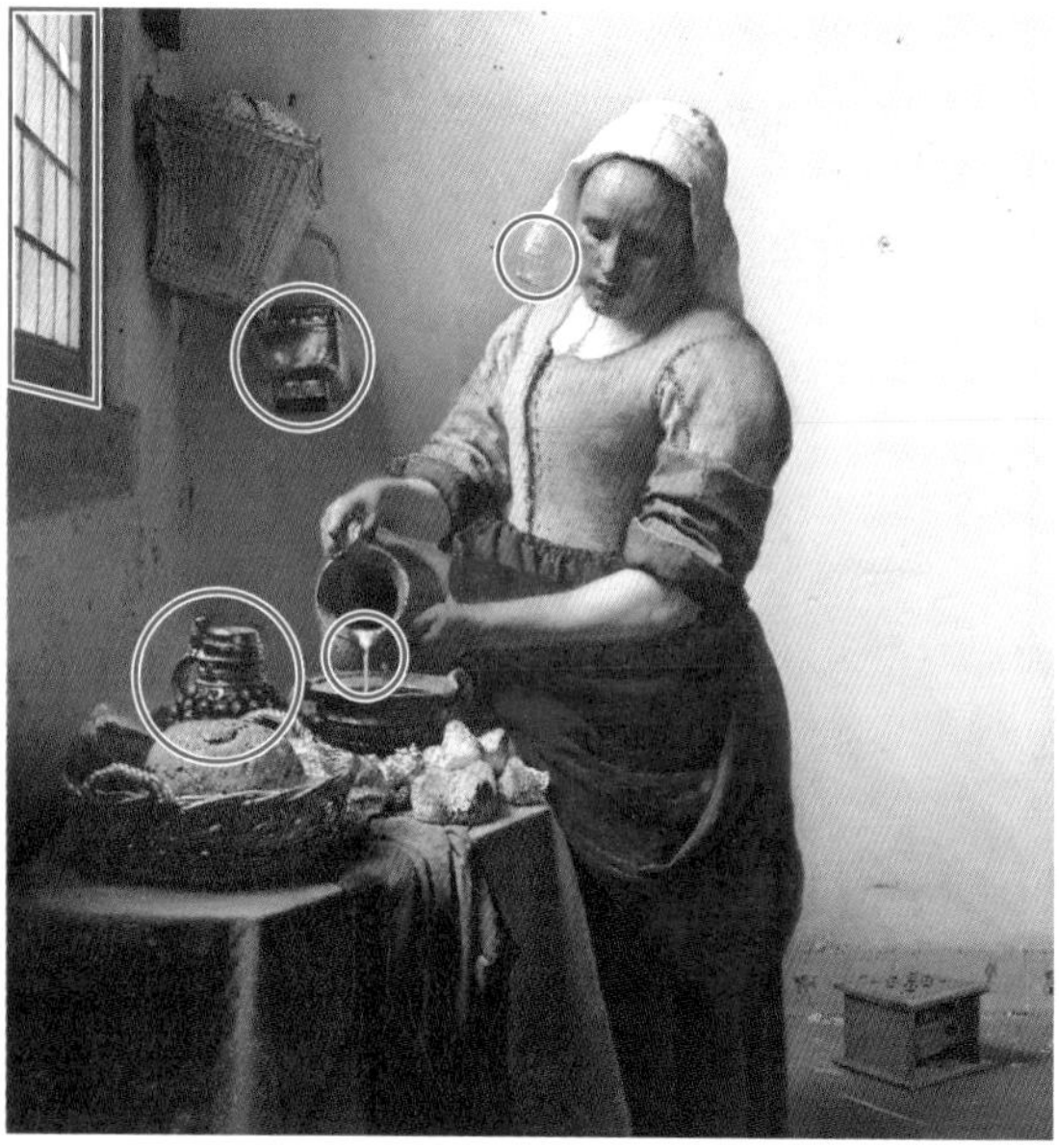

❸

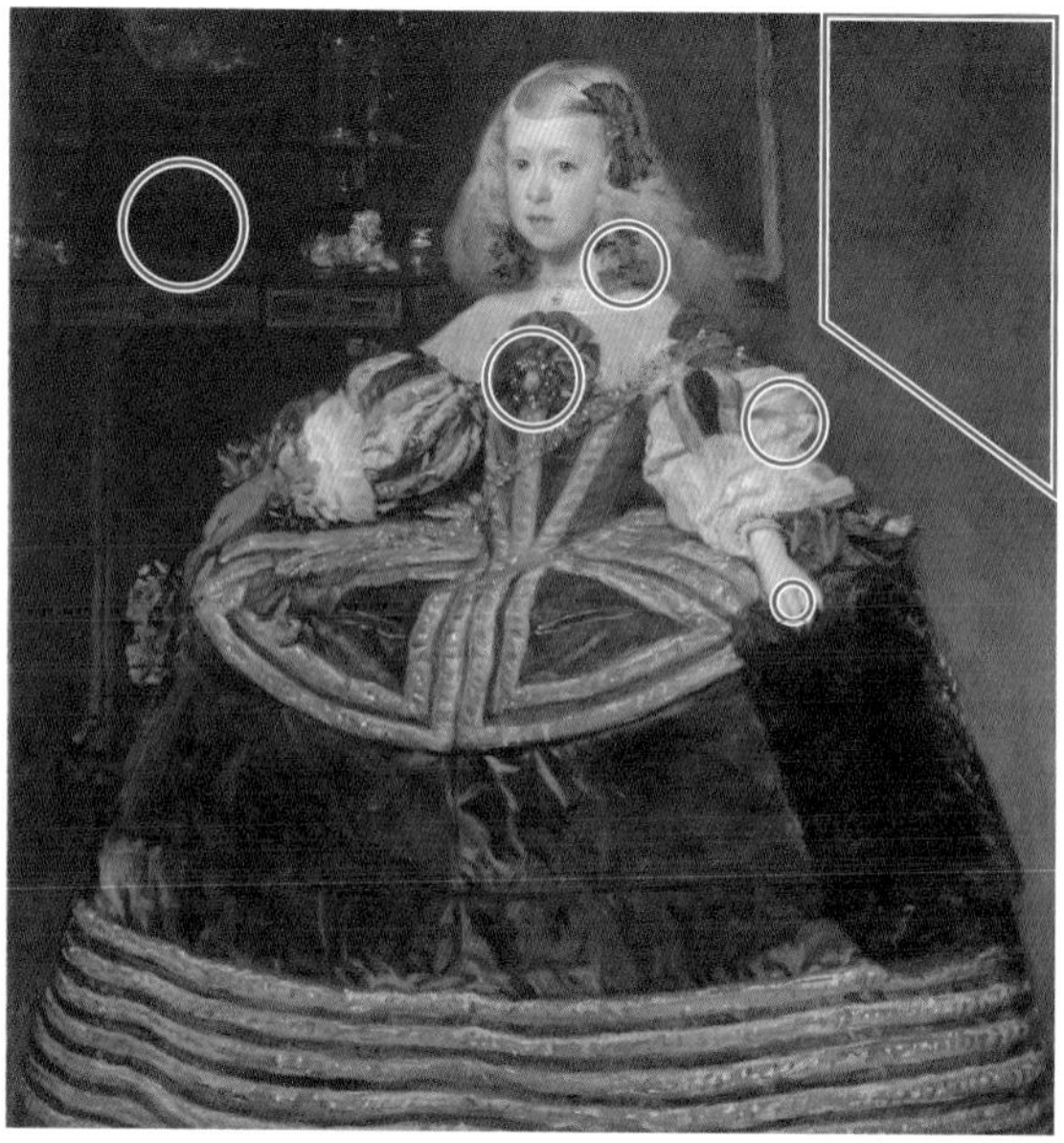

❹

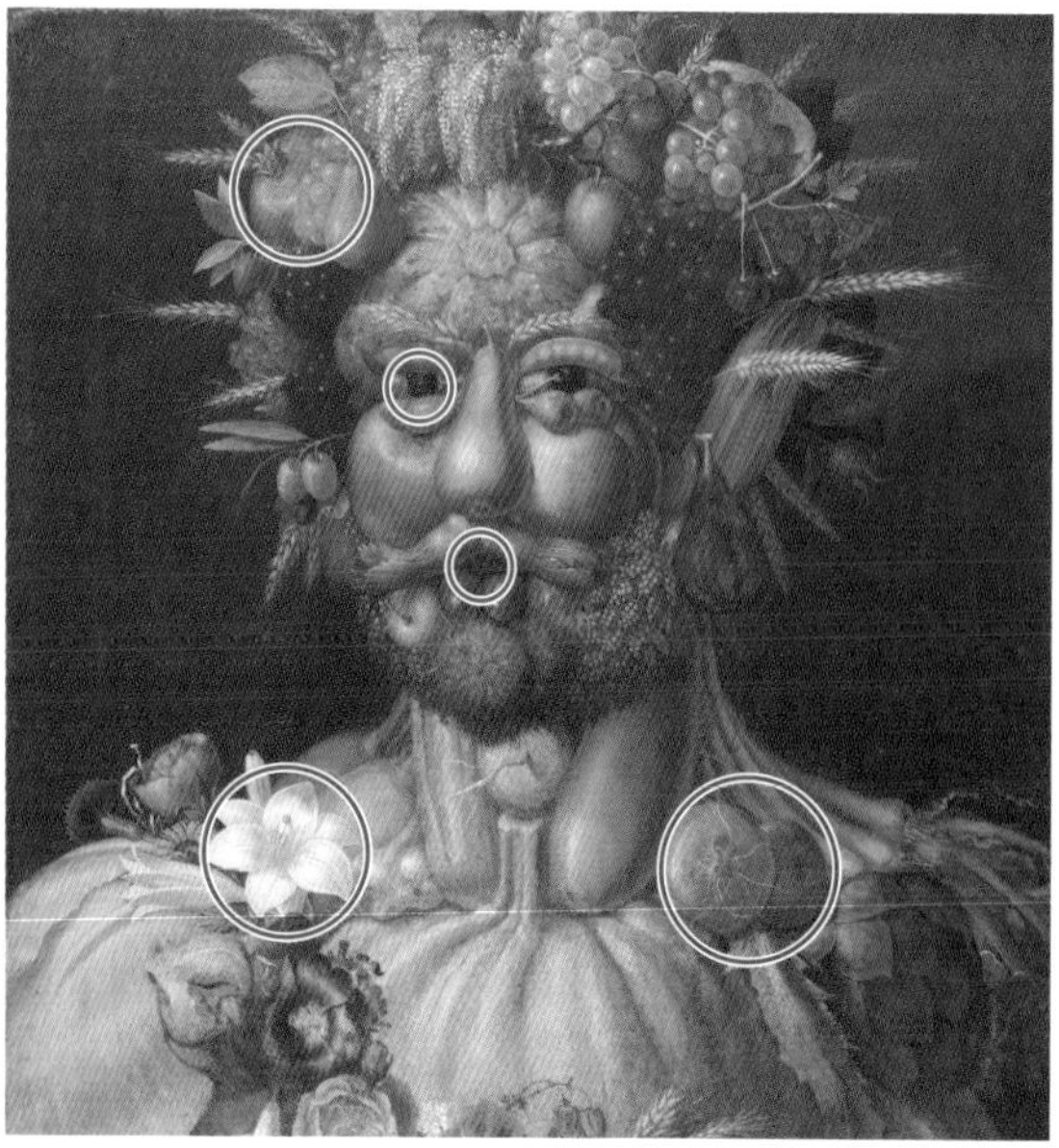

6

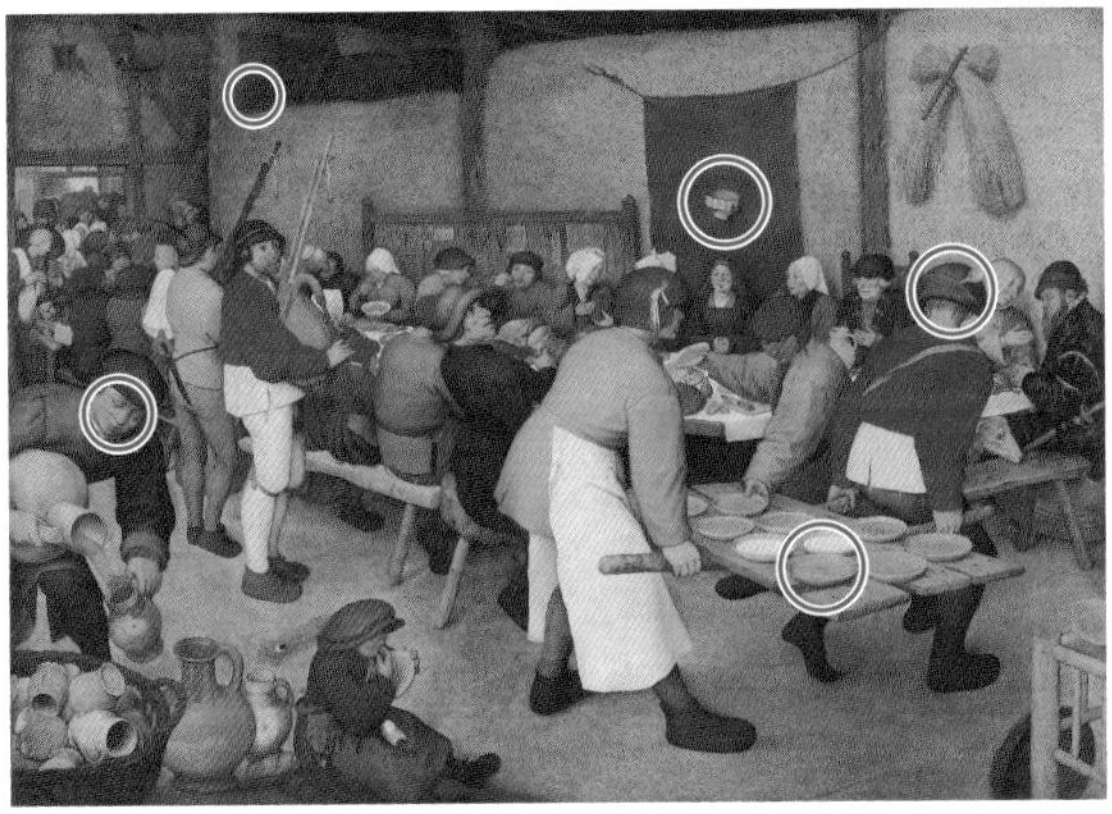

5

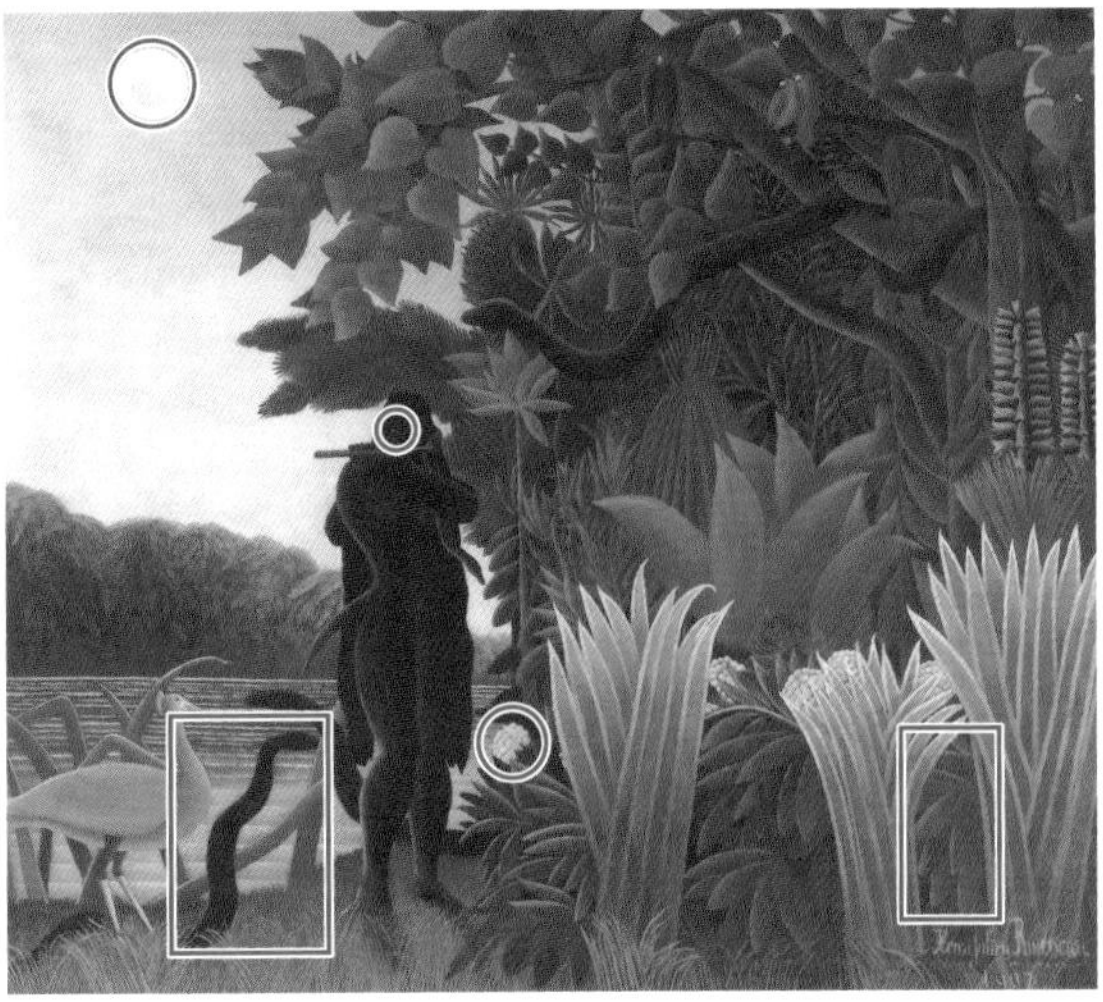

STAFF

●制作スタッフ

編集　山下孝子（株式会社ファミリーマガジン）
編集協力　佐藤裕二、谷津潮音、野口聖（株式会社ファミリーマガジン）
カバーデザイン　小口翔平+須貝美咲（tobufune）
本文デザイン　今泉誠
DTP　内藤千鶴、山下真理子、金井毅（株式会社ファミリーマガジン）

●写真協力

PIXTA（カバー：puppy／PIXTA）

【絶景の撮影場所】
P18　高知県・四万十川／P19　宮崎県・真名井の滝／P20-21　熊本県・草千里ヶ浜／P22　長野県・御射鹿池／P23　長野県・阿寺渓谷／P24　北海道・日本海オロロンライン／P26　アイスランド・ヴァトナヨークトル氷河／P27　新潟県・弁慶のはさみ岩／P28-29　メキシコ・セノーテ／P30　宮城県・五色沼（蔵王の御釜）／P31　アメリカ・ホースシューベンド／P34-35　アメリカ・グースネックス州立公園／P38　静岡県・茶畑／P44　北海道・襟裳岬／P45　富山県・黒部ダム／P46-47　富山県・雨晴海岸／P48　茨城県・大洗磯前神社／P49　静岡県・千貫門／P50-51　アイスランド・グトルフォスの滝／P52　福島県・一切経山／P53　栃木県・中禅寺湖と華厳の滝／P54　エチオピア・ダナキル砂漠のダロル火山／P55　ギリシャ・メテオラ／P56　ノルウェー・プレーケストーレン／P81　長崎県・土谷棚田／P86-87　山梨県・甲府盆地／P88　ボリビア・ウユニ塩湖

おわりに

「自律神経のバランスがよい」とは、交感神経と副交感神経がどちらも高いレベルで安定している状態のことです。ところが、「自律神経失調症」と診断される人のほとんどは、交感神経の働きが異常に高く、副交感神経の働きが異常に低い状態になっています。

そこで本書は、できるだけ副交感神経の働きを高める写真や間違い探し問題などを掲載しています。実際に写真を眺めたり、問題に取り組んだりすることで、これまで感じていた心身の不調が緩和されたのではないでしょうか。

ただし、自律神経の乱れは根本の原因を取り除かなければ再発します。主な原因はストレス、不規則な生活、加齢の3つですが、不規則な生活や加齢に関しては、次の①~⑧を守るとかなりの改善が期待できます。

①寝る1時間前にはテレビ、パソコン、スマートフォンを使わない。

↓「質のよい睡眠」のために、脳の興奮を鎮めておく。

②1日3食を心がける。ただし、あまりに遅い時間の夕食は避ける。

↓睡眠中に胃腸が働きすぎると眠りが浅くなってしまう。

③朝起きたらカーテンや窓を開けて朝日を浴びる。

↓すっきり目覚めるために、日光を浴びて交感神経を活性化させる。

④朝起きたら食事の前にコップ1杯の水を飲む。

↓副交感神経の支配下にある腸を刺激して、副交感神経を活性化させる。

⑤発酵食品をよく食べて腸内環境を整える。
↓自律神経の働きを調節する「セロトニン」が、腸で作られやすくなる。

⑥1日1・5Lの水分を摂取する。ただし、甘いジュース類は控える。
↓血流がよくなり、腸内環境を悪化させる便秘の予防になる。

⑦できるだけ意識してゆっくり呼吸する。
↓「鼻から3秒（息を）吸って、口から6秒（息を）吐く」のリズムを心がける。

⑧夕食後に30分～1時間ほどウォーキングする。
↓息が上がらない、会話を楽しめるペースで体を動かす。

また、「はじめに」で写真の撮影も自律神経を整えるために有効だとお伝えしましたが、最近のスマートフォンのカメラはかなり高画質・高性能なので、特別なカメラを準備する必要はありません。

ただし、他人の評価を気にして撮影してしまうと、写真を撮ることが目的となってしまうので、散歩のついでに「いいな」と感じる景色や植物などを気ままに撮影するぐらいがちょうどいいでしょう。

もちろん、ＳＮＳに投稿してもよいのですが、新しいストレスの原因になってしまうので、「いいね」の数は一切気にしないようにしましょう。

四季がある日本では、同じ場所でも季節や時間によって印象や雰囲気が大きく異なります。自律神経を整えるための撮影では、そうした違いを楽しむ感覚を大切にしてみてください。

小林弘幸（こばやし・ひろゆき）

1960年、埼玉県生まれ。順天堂大学医学部教授。自律神経研究の第一人者として、プロスポーツ選手、アーティスト、文化人のコンディショニング、パフォーマンス向上の指導に関わる。おもな著書に『なぜ、「これ」は健康にいいのか？』（サンマーク出版）、『自律神経を整えるぬり絵』『聞くだけで自律神経が整うCDブック』『医者が考案した「長生きみそ汁」』（すべてアスコム）など。

YouTubeチャンネル「【公式】ドクター小林の健康塾」で健康情報を発信している。

小林弘幸の
眺めるだけで自律神経が整う
素敵な本

2023年3月30日　第1刷発行

著　者　　小林弘幸

発行人　　蓮見清一
発行所　　株式会社 宝島社
〒102-8388
東京都千代田区一番町25番地
電話　編集：03-3239-0928
営業：03-3234-4621
https://tkj.jp

印刷・製本　　中央精版印刷株式会社

Printed in Japan
ISBN 978-4-299-04135-7